いちばんわかりやすいアロマの入門書

改訂版

きほんの アロマテラピー

佐々木薫

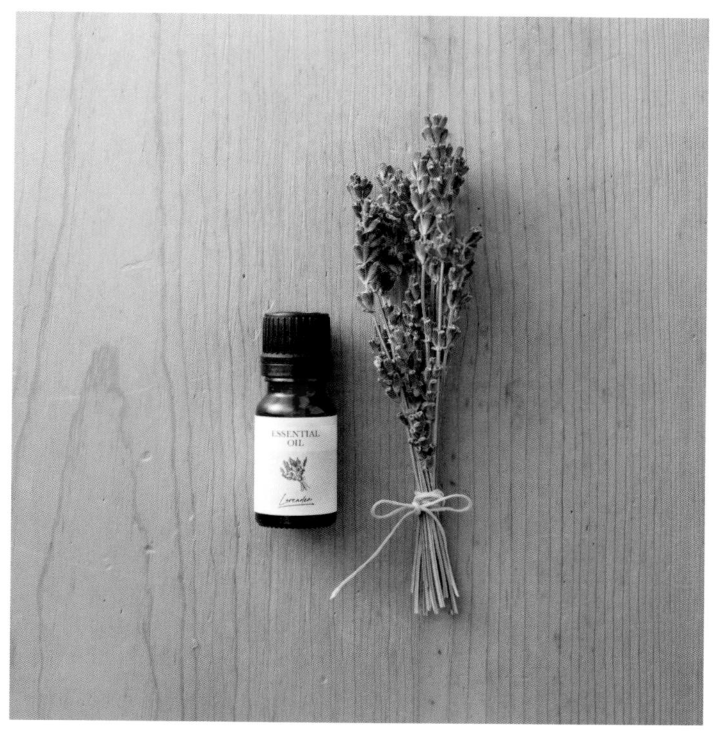

主婦の友社

CONTENTS

精油1本から始める 目的別・悩み別 レシピ100

2章 アロマテラピーの基礎知識

3章 アロマテラピーの楽しみ方

4章 精油のプロフィール50

＊数字つきの精油は、（公社）日本アロマ環境協会主宰・アロマテラピー検定（筆記試験）の対象精油です。
①…検定1級　②…検定2級

5章 植物油のプロフィール21

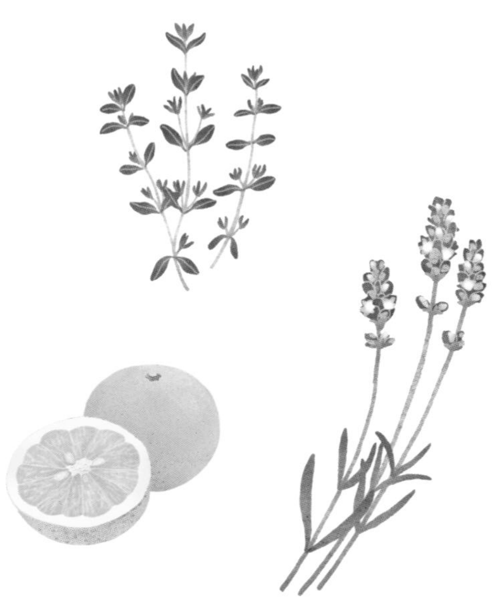

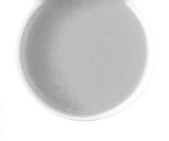

ようこそ、アロマテラピーの世界へ

アロマテラピーって知っていますか？
アロマを手にしたことがありますか？
疲れた日のバスタイムにラベンダーの香りを楽しんだり、
眠れない夜にオレンジの香りを枕もとにくゆらせたり、
朝にはローズマリーの香りで頭をしゃきっとさせたり、と
植物の香りをライフスタイルにとり入れてみませんか？
方法はとても簡単です。
いつでも、どこでも、どなたでも、
自然の香りを美と健康に役立てていただきたい、
そんな思いをいっぱい本書に込めました。
まずはアロマ＝精油（エッセンシャルオイル）について
よく知ることから始めましょう。
わかってくるとアロマテラピーの魅力は、
もっともっと広がっていきます。
そんなアロマテラピーの世界をご案内します。

佐々木薫

1章

精油1本から始める目的別・悩み別レシピ100

アロマテラピーを試したいと思ったときに
今すぐ役立つレシピを
メンタルケア、睡眠、女性ホルモン、
スキンケア、ボディメンテの
テーマ別に100例紹介します。
精油1本でできるシングルレシピと、
2本、3本のブレンドレシピに分かれています。
各レシピのマークの意味は、下記を参照してください。

芳香浴（p.60参照）
沐浴（p.62参照）
湿布、スチーム、吸入（p.63参照）
アロマトリートメント（p.64参照）
アロマクラフト（p.66参照）

メンタルケア

ストレス解消

毎日心身ともにさまざまなストレスが身近にあります。自分に合った方法で解消を！

おすすめの精油
サンダルウッド、フランキンセンス、ベルガモット、ユーカリ、ラベンダー、ローズマリーなど

ハンカチに落として深く吸い込むだけ。
しみ入るようなシャープな香りが気分をしずめ集中力も高めます

気持ちがキリッとするハンカチ吸入

材料【1回分】
ユーカリ精油……1滴

道具
木綿のハンカチ

作り方
ハンカチに精油を落とす。

※精油がしみになる場合もあるので注意。

使い方
立ちのぼる香りに鼻を近づけ、深呼吸する。

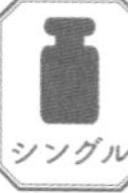

心を休める精油の手浴で、ストレスで冷えた手から上半身を温めてほぐします

サンダルウッドのハンドバス

材料【1回分】
サンダルウッド精油……2滴
無水エタノール……5mℓ
湯（38度くらい）……洗面器1杯分

道具
洗面器、ハンドタオル

作り方
洗面器に手首がかくれるくらいの湯を入れ、無水エタノールにまぜた精油を加えてよくまぜる。

使い方
両手を入れて、5～10分つける。

※1回で使い切る。

緊張をほぐす3つの精油の最強ブレンドを
マグカップ吸入でストレートに脳に届けましょう

心身の疲れを緩和するマグカップ吸入

材料【1回分】
フランキンセンス精油……1滴
ベルガモット精油……1滴
ラベンダー精油……1滴
熱湯……マグカップ1杯分

道具
マグカップ

作り方
マグカップに熱湯を八分目まで入れ、精油を順番に加える。

使い方
目を閉じて蒸気とともに立ちのぼる香りを吸い込み、深呼吸する。

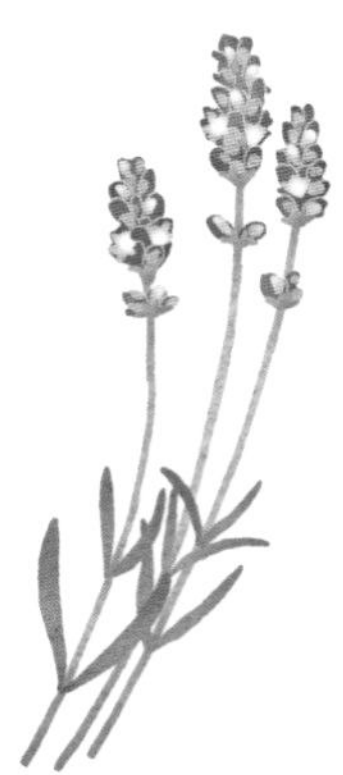

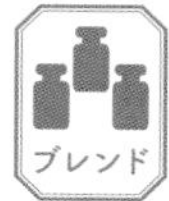

心を癒やすだけでなく、筋肉疲労もやわらげるマージョラム・スイートは心身のストレス緩和に最適。こった部位のトリートメントを

心までほぐす お疲れボディ用トリートメントオイル 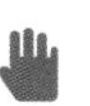

材料

マージョラム・スイート精油 …… 2滴
ローズマリー精油 …… 2滴
グレープフルーツ精油 …… 2滴
Ⓐ スイートアーモンドオイル …… 30mℓ

道具

ビーカー、ガラス棒、遮光びん

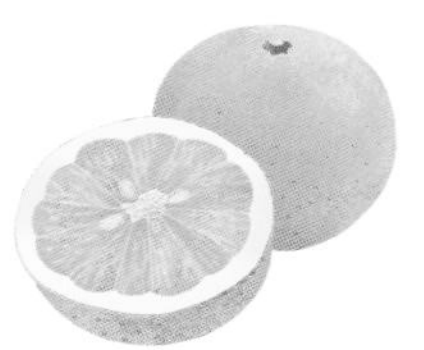

作り方

1 ビーカーにⒶを入れて、精油を順番に加える。
2 ガラス棒でよくまぜて、遮光びんに移す。

※グレープフルーツに光毒性（p.51参照）があるため、使用後12時間は紫外線に当たらないよう注意。

使い方

使う前によく振ってまぜ、手のひらに少量をとって両手になじませ、気になる部分にすり込む。

※冷暗所で保存。1カ月を目安に使い切る。

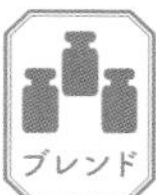

リラックス効果の高い柑橘系のプチグレインに鎮静作用のあるラベンダーを加えて牛乳にブレンド。白濁した湯の色にも癒やされます

甘酸っぱいミルク入浴剤

材料【1回分】

プチグレイン精油 …… 2滴
ラベンダー精油 …… 1滴
オレンジ・スイート精油 …… 1滴
無水エタノール …… 5mℓ
Ⓐ 牛乳 …… 大さじ1

道具

ビーカー、ガラス棒、計量スプーン

作り方

1 ビーカーに無水エタノールを入れ、精油を順番に加えてガラス棒でよくまぜる。
2 Ⓐを加えてよくまぜる。

使い方

浴槽の湯に入れてよくまぜ、ゆったりと全身浴する。

※1回で使い切る。

メンタルケア

イライラ、怒りを抑える

感情の起伏を自分でコントロールできないときに力になる精油があります。

おすすめの精油
イランイラン、ブルーサイプレス、ペパーミント、マンダリンなど

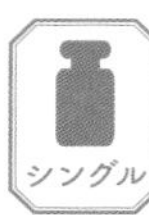

幸福感を得られる濃厚な甘い香りを鼻から深く吸い込むと、脳にストレートに伝わります

怒りを手放す吸入

材料【1回分】
マンダリン精油 …… 1滴
熱湯 …… マグカップ1杯分

道具
マグカップ

作り方
マグカップに熱湯を八分目まで入れ、精油を落とす。

使い方
目を閉じて蒸気とともに立ちのぼる香りを吸い込み、深呼吸する。

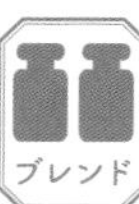

リラックス作用のある精油を使った温湿布で体の中心を温めることで、気持ちのたかぶりが抑えられます

イライラ解消温湿布

材料【1回分】
イランイラン精油 …… 2滴
ペパーミント精油 …… 1滴
熱湯 …… 洗面器1杯分

道具
洗面器、タオル

作り方
洗面器に熱湯を入れ、精油を順番に加える。

使い方
1 短冊状に折ったタオルを湯にひたし、精油をすくうようにしてしみ込ませ、とり出す。
2 そのままねじってしぼり、精油が直接肌にふれないように注意して、おなかに当てる。
※タオルをしぼるときは、やけどに注意。

※1回で使い切る。

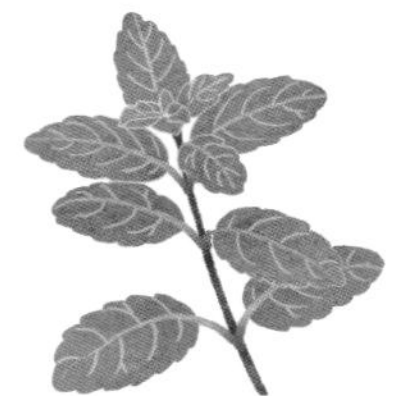

メンタルケア

やる気を起こす

気分を高める精油を使うと
無気力な状態から脱してやる気が湧いてきます。

おすすめの精油
グレープフルーツ、バジル・リナロール、ペパーミント、レモン、ローズなど

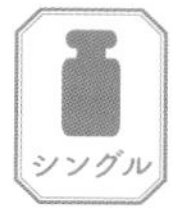

柑橘の香りが直接脳を刺激して気分が前向きに

グレープフルーツのハンカチ芳香浴

材料【1回分】
グレープフルーツ精油……2滴

道具
木綿のハンカチ

作り方
ハンカチに精油を落とす。

※精油がしみになる場合もあるので注意。

使い方
目を閉じ、立ちのぼる香りに鼻を近づけ、深呼吸する。

おっくうな気分のときは、精油入りの湯に手をつける手軽な方法がおすすめ

脱ネガティブのお手軽手浴

材料【1回分】
ローズ精油……1滴
無水エタノール……5mℓ
湯（38度くらい）……洗面器1杯分

道具
洗面器　ハンドタオル

作り方
洗面器に手首がかくれるくらいの湯を入れ、無水エタノールにまぜた精油を加えてよくまぜる。

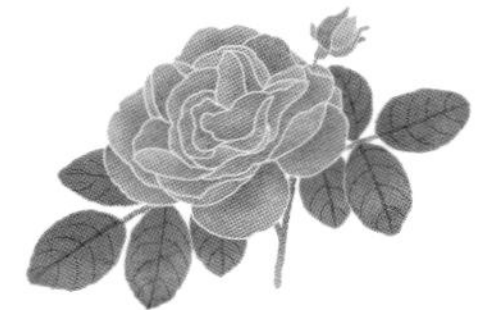

使い方
両手を入れて、5～10分つける。

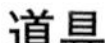

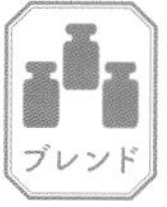

気持ちを高揚させ、頭をシャープにする3種の精油のブレンドのコロン。持ち歩いてシュッとかければ簡単にリフレッシュできます

気分転換オーデコロン

材料
ペパーミント精油……2滴
バジル・リナロール精油……1滴
レモン精油……3滴
無水エタノール……5mℓ
精製水……25mℓ

道具
ビーカー　ガラス棒
遮光ガラススプレー容器

作り方
1 ビーカーに無水エタノールを入れ、精油を順番に加えてガラス棒でよくまぜる。
2 精製水を加えてさらによくまぜ、遮光容器に移す。

※レモンには光毒性（p.51参照）があるため、使用後12時間は紫外線に当たらないよう注意。

使い方
手首などにスプレーする。

※冷蔵庫で保存。
2週間を目安に使い切る。

メンタルケア

気分を上向きにする

気分が落ち込む日は、リラクセーション作用の高い精油が心を慰めてくれます。

おすすめの精油
カモミール・ローマン、ベルガモット、ラベンダー、リツェアクベバなど

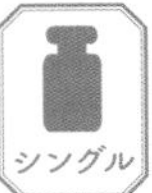

さわやかな香りで気分リフレッシュ

リツェアクベバの芳香浴

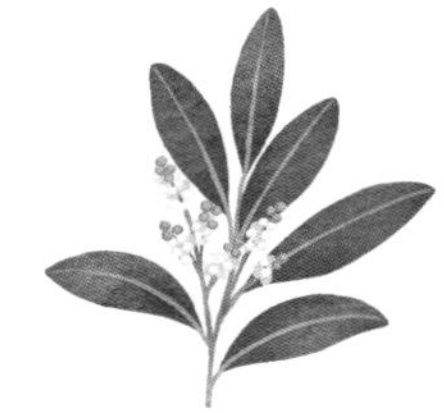

材料【1回分】
リツェアクベバ精油 …… 4、5滴

道具
室内芳香器（p.61参照）

使い方
芳香器に精油をセットし、部屋に香りを漂わせる。

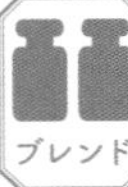

不安や緊張をほぐす精油に、はちみつの甘い香りを加えた湯にゆったりつかりましょう

心をほぐす全身浴

材料【1回分】
ラベンダー精油 …… 1滴
ベルガモット精油 …… 1滴
無水エタノール …… 5mℓ
Ⓐ はちみつ …… 大さじ1

道具
ビーカー、ガラス棒、計量スプーン

作り方
ビーカーに無水エタノールを入れ、精油を順番に加えてガラス棒でよくまぜ、Ⓐを加えてさらにまぜる。

※ベルガモットに光毒性（p.51参照）があるため、使用後12時間は紫外線に当たらないよう注意。

使い方
浴槽の湯に入れてよくまぜ、ゆったりと全身浴する。

※1回で使い切る。

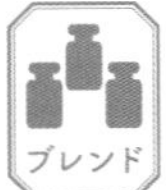

怒りやショックをやわらげ気分を明るくする精油に植物油をブレンドして

甘い香りのハンドトリートメントオイル

材料
カモミール・ローマン精油 …… 1滴
ラベンダー精油 …… 1滴
オレンジ・スイート精油 …… 1滴
Ⓐ スイートアーモンドオイル …… 30mℓ

道具
ビーカー、ガラス棒、遮光びん

作り方
1 ビーカーにⒶを入れ、精油を順番に加える。
2 ガラス棒でよくまぜて、遮光びんに移す。

使い方
使う前によく振ってまぜ、手のひらに少量をとって両手になじませ、ハンドトリートメントをする(p.65参照)。

※冷暗所で保存。
1カ月を目安に使い切る。

メンタルケア

緊張、不安感をほぐす

血圧を安定させ緊張感をほぐす精油で
落ち着きましょう。

おすすめの精油
フランキンセンス、マージョラム・スイート、ラベンダー、ローズなど

精油の鎮静作用と温かい手で心をしずめる

不安がやわらぐハンドトリートメント

材料
フランキンセンス精油 …… 6滴
Ⓐ ホホバオイル …… 30mℓ

道具
ビーカー、ガラス棒、遮光びん

作り方
1 ビーカーにⒶを入れ、精油を加える。
2 ガラス棒でよくまぜて、遮光びんに移す。

使い方
使う前によく振ってまぜ、手のひらに少量をとって両手になじませ、ハンドトリートメントをする(p.65参照)。

※冷暗所で保存。
1カ月を目安に使い切る。

受験や大きなイベントの前日は、就寝前にリラックス効果の高い精油で安眠を促します

リラックス作用の高い芳香浴

材料【1回分】
マージョラム・スイート精油 …… 2滴
ラベンダー精油 …… 2滴

道具
室内芳香器(p.61参照)

使い方
芳香器に精油をセットし、部屋に香りを漂わせる。

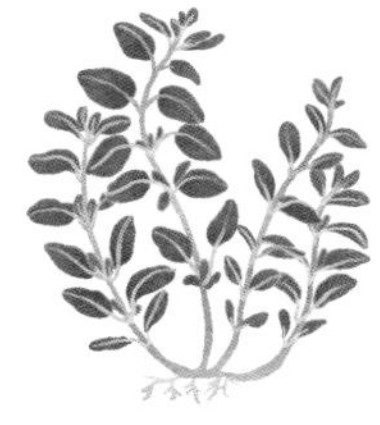

血圧を安定させるラベンダーにネガティブ思考を癒やすローズで就寝前の入浴を

緊張をほぐす全身浴

材料【1回分】
ローズ精油 …… 1滴
ラベンダー精油 …… 2滴
オレンジ・スイート精油 …… 1滴
無水エタノール …… 5mℓ
Ⓐ はちみつ …… 大さじ1

道具
ビーカー、ガラス棒、計量スプーン

作り方
ビーカーに無水エタノールを入れ、精油を順番に加えてガラス棒でよくまぜ、Ⓐを加えさらにまぜる。

使い方
浴槽の湯に入れてよくまぜ、ゆったりと全身浴する。

※1回で使い切る。

メンタルケア

リラックス

体が温まり、甘い香りの湯気に包まれるバスタイムは、心身の緊張をほぐします。

おすすめの精油
イランイラン、サンダルウッド、パインニードル、パチュリ、ラベンダーなど

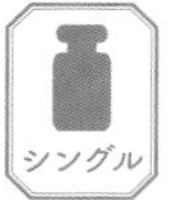

大地の香り、パチュリで心と体のこわばりをほどきましょう

心をしずめるパチュリの芳香浴

材料【1回分】
パチュリ精油 …… 1滴

道具
室内芳香器（p.61参照）

使い方
芳香器に精油をセットし、部屋に香りを漂わせる。

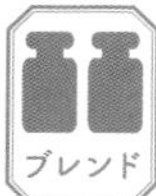

イランイランの甘い香りがストレスを緩和し、日常の心配事から解放してくれそう

ストレスを緩和するバスオイル

材料【1回分】
イランイラン精油 …… 2滴
ベルガモット精油 …… 1滴
Ⓐ ホホバオイル …… 5mℓ

道具
ビーカー、ガラス棒

作り方
1. ビーカーにⒶを入れ、精油を順番に加える。
2. ガラス棒でよくまぜる。

使い方
浴槽の湯に入れてよくまぜ、ゆったりと全身浴する。
※オイルで浴槽がすべりやすいので注意。

※1回で使い切る。

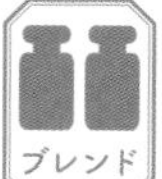

深い鎮静作用のあるサンダルウッドに森の香りを加えた全身浴。心が平安に導かれます

癒やしのリラックスバス

材料【1回分】
サンダルウッド精油 …… 2滴
パインニードル精油 …… 2滴
無水エタノール …… 5mℓ
Ⓐ 天然塩 …… 大さじ2

道具
ビーカー、ガラス棒、計量スプーン

作り方
ビーカーに無水エタノールを入れ、精油を順番に加えてガラス棒でよくまぜ、Ⓐを加えてさらにまぜる。

使い方
浴槽の湯に入れてよくまぜ、ゆったりと入浴する。

※1回で使い切る。

メンタルケア

リフレッシュ

刺激が強く、爽快な香りの精油が、疲れてしまった心と体を元気にします。

おすすめの精油

グレープフルーツ、ジュニパーベリー、ペパーミント、ユーカリなど

清涼感のあるひんやり冷たい湿布でリフレッシュ。疲労した心を癒やし、頭痛緩和にも

気分を引き締める湿布

材料【1回分】

ペパーミント精油……2滴
冷水（10～15度）……洗面器1杯分

道具

洗面器、タオル

作り方

洗面器に冷水を入れ、精油を加える。

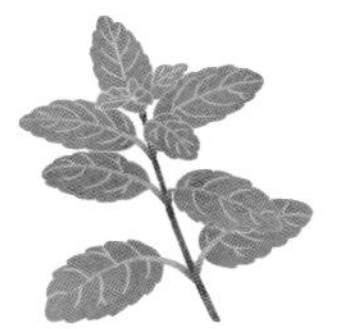

使い方

1 短冊状に折ったタオルを水にひたし、精油をすくうようにしてしみ込ませ、とり出す。
2 そのままねじってしぼり、精油が直接肌にふれないように注意して、首の後ろに当てる。

殺菌作用があるユーカリを寝具やカーテンにスプレーして、即効リフレッシュ！

すっきり気分のリネン用スプレー

材料

ユーカリ精油……5滴
無水エタノール……5mℓ
精製水……45mℓ

道具

ビーカー、ガラス棒、遮光ガラススプレー容器

作り方

1 ビーカーに無水エタノールを入れ、精油を加えてガラス棒でよくまぜる。
2 精製水を加えてさらによく混ぜ、遮光容器に移す。

※しみにならないかチェックしてから使う。

使い方

使う前によく振ってまぜ、リネン類に適量をスプレーする。

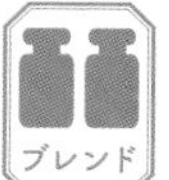

気持ちをリフレッシュし前向きにする2つの精油で、沈んだ気持ちをすっきりと元気に

気持ちを切りかえる芳香浴

材料【1回分】

ジュニパーベリー精油……1滴
グレープフルーツ精油……2滴

道具

室内芳香器（p.61参照）

使い方

芳香器に精油をセットし、部屋に香りを漂わせる。

メンタルケア

集中力を高める

頭をすっきりさせ、集中力を高めてくれる精油で
勉強や仕事がはかどります。

おすすめの精油
ジンジャー、レモン、ローズマリーなど

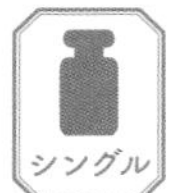

気分が明るくなり、集中する意識が高まります

しゃきっとレモンの芳香浴

材料【1回分】
レモン精油 …… 4、5滴

道具
室内芳香器（p.61参照）

使い方
芳香器に精油をセットし、部屋に香りを漂わせる。

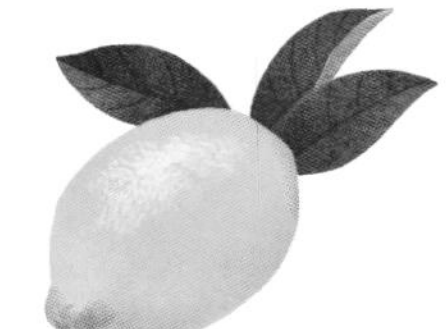

ブレンド

集中力を高める最強の精油・ローズマリーの香油を手首に塗って、鼻から吸入を

記憶力がアップする香油

材料
ローズマリー精油 …… 1滴
グレープフルーツ精油 …… 1滴
Ⓐ スイートアーモンドオイル …… 10mℓ

道具
ビーカー、ガラス棒、遮光びん

作り方
1 ビーカーにⒶを入れ、精油を順番に加える。
2 ガラス棒でよくまぜて、遮光びんに移す。

※グレープフルーツに光毒性（p.51参照）があるため、使用後12時間は紫外線に当たらないよう注意。

使い方
使う前によく振ってまぜ、手首や首の後ろに少量を塗る。

※冷暗所で保存。
1カ月を目安に使い切る。

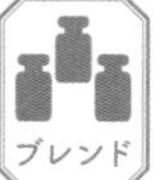

正念場には、脳を刺激するブラックペッパーのブレンドでやる気と情熱を手に入れて

もうひとがんばりする芳香浴

材料【1回分】
ブラックペッパー精油 …… 2滴
ユーカリ精油 …… 1滴
レモン精油 …… 1滴

道具
室内芳香器（p.61参照）

使い方
芳香器に精油をセットし、部屋に香りを漂わせる。

メンタルケア

幸福な気分に

ふんわりと漂う華やかな香りで、
明るくハッピーな気分を呼び込みましょう。

おすすめの精油

ゲットウ、ジャスミン、ゼラニウム、ネロリなど

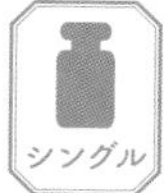

甘美な香りで催淫作用もあるジャスミンで気持ちを上向けましょう

ロマンチック気分の芳香浴

材料【1回分】

ジャスミン精油……3滴

道具

室内芳香器（p.61参照）

使い方

芳香器に精油をセットし、部屋に香りを漂わせる。

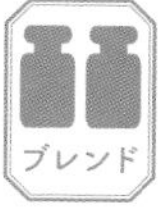

手首などに塗ると明るく華やかな香りが立ちのぼり、温かな幸福感に包まれます

幸せな気分を運ぶ香油

材料

ネロリ精油……1滴

ベルガモット精油……3滴

Ⓐ ホホバオイル……20mℓ

道具

ビーカー、ガラス棒、遮光びん

作り方

1 ビーカーにⒶを入れ、精油を順番に加える。

2 ガラス棒でよくまぜて、遮光びんに移す。

※ベルガモットに光毒性（p.51参照）があるため、使用後12時間は紫外線に当たらないよう注意。

使い方

使う前によく振ってまぜ、手首や足首、胸元などに少量を塗る。

※冷暗所で保存。
1カ月を目安に使い切る。

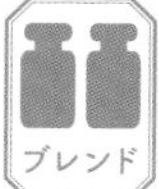

心明るくなるオレンジ・スイートにさわやかなゲットウの全身浴は高いリラックス効果が

ハッピーアロマバス

材料【1回分】

ゲットウ精油……1滴

オレンジ・スイート精油……3滴

Ⓐ スイートアーモンドオイル……5mℓ

道具

ビーカー、ガラス棒

作り方

ビーカーにⒶを入れ、精油を順番に加えてガラス棒でよくまぜる。

使い方

浴槽の湯に入れてよくまぜ、ゆったりと全身浴する。
※オイルで浴槽がすべりやすいので注意。

※1回で使い切る。

寝つきをよくする

心が落ち着き、眠りを誘う効果のある精油を使って、質のよい睡眠を手に入れましょう。

おすすめの精油
イランイラン、プチグレイン、ブルーサイプレス、ラベンダーなど

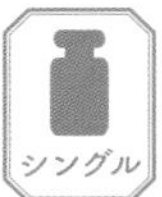

安眠作用で有名なラベンダーをハンカチにたらして枕もとに。ほのかな香りでリラックス

安眠を誘うハンカチ吸入 

材料【1回分】
ラベンダー精油 …… 1滴

道具
木綿のハンカチ

作り方
ハンカチに精油を落とす。
※精油がしみになる場合もあるので注意。

使い方
ハンカチを枕の下に敷いて寝る。

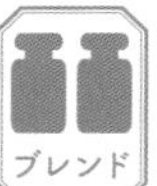

心地よい甘い香りと官能的な香りがまじり合ってうっとり気分の半身浴で不安を癒やして

緊張をほぐす半身浴 

材料【1回分】
イランイラン精油 …… 1滴
オレンジ・スイート精油 …… 2滴
Ⓐ スイートアーモンドオイル …… 5mℓ

道具
ビーカー、ガラス棒、計量スプーン

作り方
ビーカーにⒶを入れ、精油を順番に加えて、ガラス棒でよくまぜる。

使い方
浴槽の湯に入れてよくまぜ、ゆったりと半身浴する。
※オイルで浴槽がすべりやすいので注意。

※1回で使い切る。

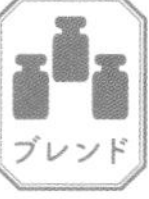

暑くて寝つけない夜は気分がすっきりするサイプレスに安眠作用の精油でイライラ緩和を

暑さ、寝苦しさを軽減する芳香浴

材料【1回分】
ブルーサイプレス精油 …… 1滴
ベルガモット精油 …… 1滴
ラベンダー精油 …… 1滴

道具
室内芳香器（p.61参照）

使い方
芳香器に精油をセットし、部屋に香りを漂わせる。

甘く情緒安定に役立つ精油で、
眠る前に手足やデコルテ中心にケアを

眠りを誘うトリートメントオイル

材料

ゼラニウム精油……2滴
ネロリ精油……1滴
プチグレイン精油……3滴
Ⓐ スイートアーモンドオイル……30mℓ

道具

ビーカー、ガラス棒、遮光びん

作り方

1. ビーカーにⒶを入れ、精油を順番に加える。
2. ガラス棒でよくまぜて、遮光びんに移す。

使い方

使う前によく振ってまぜ、手のひらに少量をとって両手になじませ、ネックラインなどに塗ってさする。

※冷暗所で保存。
1カ月を目安に使い切る。

気持ちが落ち着かない夜は、
緊張や不安をやわらげる精油と日本酒をまぜた全身浴を

不安をしずめる日本酒全身浴

材料【1回分】

マージョラム・スイート精油……1滴
ラベンダー精油……2滴
フランキンセンス精油……1滴
無水エタノール……5mℓ
Ⓐ 日本酒……大さじ1

道具

ビーカー、ガラス棒

作り方

ビーカーに無水エタノールを入れ、精油を順番に加えてガラス棒でよくまぜ、Ⓐを加えて、さらによくまぜる。

使い方

浴槽の湯に入れてよくまぜ、ゆったりと全身浴をする。

※1回で使い切る。

睡眠

眠けをはらう

ピリッとしたシャープな香りは、頭をすっきりさせ、眠けをはらってくれます。

おすすめの精油
グレープフルーツ、サイプレス、ペパーミント、レモン、レモングラスなど

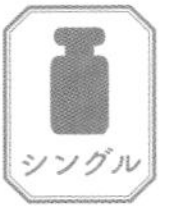

すっきりとした香りで集中力を高めるレモンで、ぱっと眠けを払いましょう

さわやかレモンの芳香浴

材料【1回分】
レモン精油 …… 4、5滴

道具
室内芳香器（p.61参照）

使い方
芳香器に精油をセットし、部屋に香りを漂わせる。

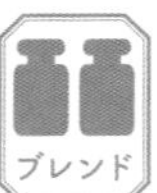

今夜がんばりたいときは、ややスパイシーなマージョラム・スイート＋グレープフルーツで

眠け覚まし吸入 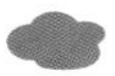

材料【1回分】
マージョラム・スイート精油 …… 1滴
グレープフルーツ精油 …… 2滴
熱湯 …… マグカップ1杯分

道具
マグカップ

作り方
マグカップに熱湯を八分目まで入れ、精油を順番に落とす。

使い方
目を閉じて蒸気とともに立ちのぼる香りを吸い込み、深呼吸する。

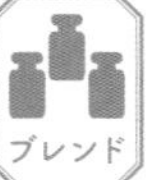

ぼんやりした朝は、熱めの湯に覚醒作用のあるレモングラス、ローズマリーで全身浴を

すっきり目覚めるバスソルト

材料【1回分】
サイプレス精油 …… 1滴
レモングラス精油 …… 2滴
ローズマリー精油 …… 1滴
無水エタノール …… 5mℓ
Ⓐ 天然塩 …… 大さじ1

道具
ビーカー、ガラス棒、計量スプーン

作り方
ビーカーに無水エタノールを入れ、精油を順番に加えてガラス棒でよくまぜ、さらにⒶを加えてよくまぜる。

使い方
浴槽の湯に入れてよくまぜ、ゆったりと全身浴する。
※1回で使い切る。

睡眠

目の疲れを癒やす

目の疲れを感じたら、血行を促進する精油で
ゆったりと香りに包まれながら休ませましょう。

おすすめの精油
マージョラム・スイート、メリッサ、ラベンダー、ローズマリーなど

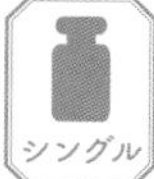

オイルをほんの少量手にとり、こめかみ、首の後ろをやさしくプッシュ

血行促進トリートメントオイル

材料

マージョラム・スイート精油 …… 2滴
Ⓐ スイートアーモンドオイル …… 10mℓ

道具

ビーカー、ガラス棒、遮光びん

作り方

1 ビーカーにⒶを入れ、精油を加える。
2 ガラス棒でよくまぜて、遮光びんに移す。

使い方

使う前によく振ってまぜ、手のひらに少量をとって両手になじませ、こめかみや首の後ろをやさしく押すようにトリートメントする。
※目のまわりは避ける。

※冷暗所で保存。1カ月を目安に使い切る。

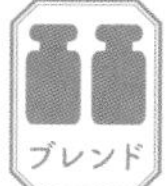

血行促進と鎮静作用のある温湿布を首の後ろに置いて首すじを温め、目の筋肉をほぐします

疲れ目ケア温湿布

材料【1回分】

ローズマリー精油 …… 2滴
ラベンダー精油 …… 1滴
熱湯 …… 洗面器1杯分

道具

洗面器、タオル

作り方

洗面器に熱湯を入れ、精油を順番に加える。

使い方

1 短冊状に折ったタオルを湯にひたし、精油をすくうようにしてしみ込ませ、とり出す。
2 そのままねじってしぼり、精油が直接肌にふれないように注意して、首の後ろに当てる。
※目にはのせないこと。
※タオルをしぼるときは、やけどに注意。

女性ホルモン

恋する気持ちを高める

幸福感を高め女性ホルモンをととのえる精油で
自然な女性らしさを引き出しましょう。

おすすめの精油
イランイラン、ジャスミン、ネロリ、パルマローザなど

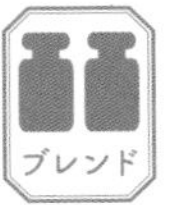
ブレンド

不安をやわらげ、気持ちを高めるイランイランで足から全身までうっとりしましょう

恋心が高まるイランイランの足湯

材料【1回分】
イランイラン精油 …… 2滴
ゼラニウム精油 …… 1滴
無水エタノール …… 5mℓ
湯(40～45度くらい)
…… 洗面器1杯分

道具
深めの洗面器

作り方
深めの洗面器に、足首から上10cmほどつかるくらい湯を入れ、無水エタノールにまぜた精油を加えてよくまぜる。

使い方
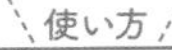
両足を5～10分つける。

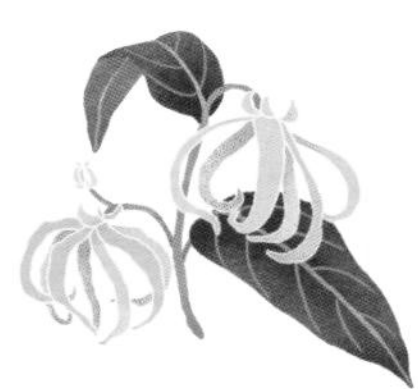

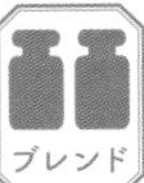
ブレンド

ネロリがポジティブな気分を高め、恋に積極的になれそう！　サシェにして身につけましょう

恋を引き寄せるサシェ

材料【1回分】
ネロリ精油 …… 1滴
ベルガモット精油 …… 2滴

道具
ガーゼまたはコットン、
小さな巾着袋

作り方
ガーゼをたたみ、精油を落として巾着袋に入れる。

使い方
カバンやポーチの中に入れたり、ポケットにしのばせたりして香りを漂わせる。

ブレンド

ホルモンバランスをととのえるジャスミンに女性らしさを引き出すネロリのブレンド

大人の女性をいきいきさせる香油

材料
ネロリ精油 …… 1滴
ジャスミン精油 …… 1滴
オレンジ・スイート精油 …… 2滴
Ⓐ ホホバオイル …… 20mℓ

道具
ビーカー、ガラス棒、遮光びん

作り方
1 ビーカーにⒶを入れ、精油を順番に加える。
2 ガラス棒でよくまぜて、遮光びんに移す。

使い方
使う前によく振ってまぜ、手首や足首、みぞおちに少量を塗る。

※冷暗所で保存。
1カ月を目安に使い切る。

女性ホルモン

月経痛を楽に

痛みをしずめ、ホルモンバランスをととのえる精油で、不快な時期を乗り切りましょう。

おすすめの精油
カモミール・ローマン、クラリセージ、ゼラニウム、ネロリ、フェンネル・スイートなど

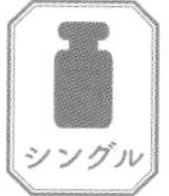

シングル

月経の痛みをやわらげるとされる精油の温湿布がおなかや腰の痛みを緩和してくれます

おなか・腰用温湿布

材料【1回分】
カモミール・ローマン精油……2滴
熱湯……洗面器1杯分

道具
洗面器、タオル

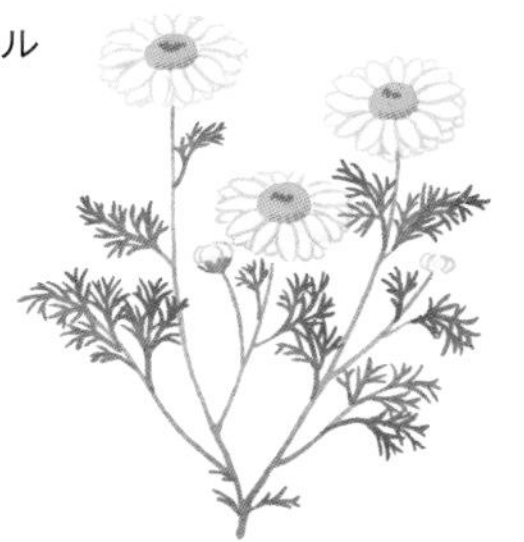

作り方
洗面器に熱湯を入れ、精油を加える。

使い方

1 短冊状に折ったタオルを湯にひたし、精油をすくうようにしてしみ込ませ、とり出す。
2 そのままねじってしぼり、精油が直接肌にふれないように注意して、おなかや腰に当てる。
※タオルをしぼるときは、やけどに注意。

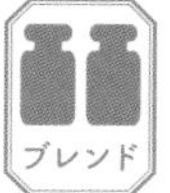

ブレンド

生理前、ホルモンバランスの乱れからくるイライラをやわらげるはちみつの入浴剤です

気持ちが落ち着くハニーバス

材料【1回分】
クラリセージ精油……2滴
ラベンダー精油……3滴
無水エタノール……5mℓ
Ⓐ はちみつ……大さじ2

道具
ビーカー、ガラス棒、計量スプーン

作り方
ビーカーに無水エタノールを入れ、精油を順番に加え、ガラス棒でよくまぜ、さらにⒶを加えてよくまぜる。

使い方

浴槽の湯に入れてよくまぜ、ゆったりと全身浴する。

※1回で使い切る。

スキンケア

ニキビ・吹き出物のケア

ニキビができやすい肌には殺菌効果が高い精油を活用し、清潔に保ちましょう。

おすすめの精油
カユプテ、ゲットウ、ティートリー、ラベンダーなど

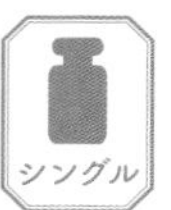

ティートリーを湯に入れ、立ちのぼる蒸気で毛穴の奥までお掃除し、肌を清潔に

毛穴をキレイにするスチーム 

材料【1回分】
ティートリー精油……2滴
熱湯……洗面器1杯分

道具
洗面器、バスタオル

作り方
洗面器に熱湯を入れ、1〜2分おいてから精油を加える。

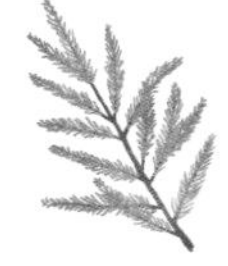

使い方
1 頭からバスタオルをかぶり、洗面器から20〜30cmのところまで顔を近づけ、3〜5分くらい蒸気に当てる。目は閉じること。
2 冷水で軽く洗顔し、化粧水で肌をととのえる。

皮脂バランスのくずれた脂性肌やニキビ肌などを引き締める作用があるゲットウの化粧水

引き締めスキンローション 

材料
ゲットウ精油……3滴
無水エタノール……5mℓ
Ⓐ グリセリン……5mℓ
精製水……90mℓ

道具
ビーカー、ガラス棒、遮光びん、コットン

作り方
1 ビーカーに無水エタノールを入れ、精油を加えてよくまぜる。さらにグリセリンを加え、ガラス棒でよくまぜる。
2 精製水を加えてよくまぜ、遮光びんに移す。

使い方
使う前によく振ってまぜ、コットンにたっぷり含ませ、顔全体にパッティングする。

※冷蔵庫で保存。
2週間を目安に使い切る。

皮脂をととのえるラベンダーを植物油とまぜ、トラブルのある部分に綿棒で直接塗ります

綿棒塗布でスポットケア 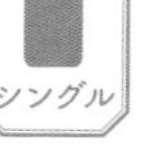

材料
ラベンダー精油……1滴
Ⓐ ホホバオイル……5mℓ

道具
ビーカー、ガラス棒、遮光びん、綿棒

作り方
1 ビーカーにⒶを入れて、精油を加える。
2 ガラス棒でよくまぜて、遮光びんに移す。

使い方
使う前によく振ってまぜ、綿棒にとり、気になるところに塗る。

※冷暗所で保存。
1カ月を目安に使い切る。

スキンケア

しわ・たるみを予防

肌を活性化させ、老化防止に作用する精油とオイルで、アンチエイジングを目指して。

おすすめの精油
カモミール・ローマン、ネロリ、フランキンセンス、ローズなど

肌に弾力を与えるネロリのクレイパックは、しわやたるみを防ぐ作用も。

肌活性化クレイパック

材料【1回分】
ネロリ精油 …… 1滴
Ⓐ スイートアーモンドオイル …… 小さじ1
Ⓑ クレイ（カオリン） …… 大さじ1
精製水 …… 大さじ1

道具
乳鉢、乳棒、計量スプーン

作り方
1 乳鉢にⒷを入れてよくまぜ、精製水を加えてしばらくおく。水分が浸透したら、乳棒でペースト状に練りまぜる。
2 精油を加えてよくまぜたⒶをゆっくり加えて練る。

使い方
1 洗顔後、水けをふきとってから、目と口のまわりを避けてパックを塗る。
2 3～5分そのままおいて、ぬるま湯で洗い流す。
3 水けをふきとり、化粧水で肌をととのえる。
※使用は週1回程度に。
※肌に異常を感じたら、すぐに洗い流す。

※1回で使い切る。

ローズ精油には肌の再生能力を高める作用が。気になる部分にパッティングすると効果的

バラの香りのスキンローション

材料
ローズ精油 …… 1滴
Ⓐ ホホバオイル …… 1mℓ
精製水 …… 99mℓ

道具
ビーカー、ガラス棒、遮光びん、コットン

作り方
1 ビーカーにⒶを入れ、精油を加えて、ガラス棒でよくまぜる。
2 精製水を加えてさらによくまぜ、遮光びんに移す。

使い方
使う前によく振ってまぜ、コットンにたっぷり含ませてパッティングする。気になるところは特に念入りに。

※冷蔵庫で保存。
2週間を目安に使い切る。

ほおのたるみは、やさしくリンパを刺激して引き締めましょう

たるみ引き上げトリートメントオイル

材料
カモミール・ローマン精油 …… 3滴
Ⓐ ホホバオイル …… 30mℓ

道具
ビーカー、ガラス棒、遮光びん

作り方
1 ビーカーにⒶを入れて、精油を加える。
2 ガラス棒でよくまぜて、遮光びんに移す。

使い方
使う前によく振ってまぜ、手のひらに少量をとって両手になじませ、顔全体にのばし、引き上げるようにやさしくなでる。

※冷暗所で保存。
1カ月を目安に使い切る。

スキンケア

明るい美肌を目指す

古い角質を落とし、新陳代謝を高める精油で、
くすんだ肌を明るくしましょう。

おすすめの精油
サンダルウッド、プチグレイン、
レモン、ローズマリーなど

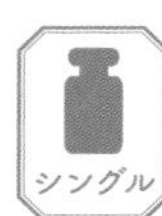

顔色がくすんだときは、アーユルヴェーダでも用いられる
サンダルウッドの力を借りて

ほんのり血色アップスチーム

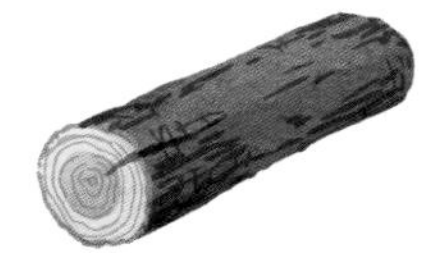

材料【1回分】

サンダルウッド精油……1滴
熱湯……洗面器1杯分

道具

洗面器、バスタオル

作り方

洗面器に熱湯を入れ、1〜2分おいてから精油を加える。

使い方

1 頭からバスタオルをかぶり、洗面器から20〜30cmのところまで顔を近づけ、3〜5分くらい蒸気に当てる。目は閉じること。
2 冷水で軽く洗顔し、化粧水で肌をととのえる。

肌の明るさをとり戻す働きがあるレモンのトリートメントオイルです。
しみやくすみを改善

肌を明るく活性化するトリートメントオイル

材料

ローズマリー精油……1滴
プチグレイン精油……2滴
レモン精油……1滴
Ⓐホホバオイル……60mℓ

道具

ビーカー、ガラス棒、遮光びん

作り方

1 ビーカーにⒶを入れて、精油を順番に加える。
2 ガラス棒でよくまぜて、遮光びんに移す。

※レモンに光毒性（p.51参照）があるため、使用後12時間は紫外線に当たらないよう注意。

使い方

使う前によく振ってまぜ、手のひらに少量をとって両手になじませ、気になる部分をなでるようにトリートメントする。

※冷暗所で保存。1カ月を目安に使い切る。

スキンケア

カサカサ肌を潤す

肌がカサカサになったときは、パックやスチームで保湿し、一度リセットしましょう。

おすすめの精油
カモミール・ジャーマン、ティートリー、ラベンダー、レモン

皮膚再生作用で有名なラベンダーのパックで肌をイキイキと活性化

毛穴すっきりフェイスパック

材料【1回分】

ラベンダー精油 …… 1滴
A クレイ（カオリン） …… 大さじ1
B スイートアーモンドオイル …… 小さじ1
精製水 …… 大さじ1

道具

乳鉢、乳棒、ビーカー、計量スプーン

作り方

1 乳鉢にAを入れてよくまぜ、精製水を加えてしばらくおく。水分が浸透したら、乳棒でペースト状に練りまぜる。

2 ビーカーにBを入れて精油を加えてまぜ、1に加える。

使い方

1 洗顔後、水けをふきとってから、目と口のまわりを避けてパックを塗る。
2 3～5分そのままおいて、ぬるま湯で洗い流す。
3 水けをふきとり、化粧水で肌をととのえる。

※使用は週1回程度に。
※肌に異常を感じたら、すぐに洗い流す。

※1回で使い切る。

多くの化粧品の成分である美肌作用が高い精油をフェイシャルスチームでたっぷり浴びて

クレンジングスチーム

材料【1回分】

カモミール・ジャーマン精油 …… 2滴
熱湯 …… 洗面器1杯分

道具

洗面器、バスタオル

作り方

洗面器に熱湯を入れ、1～2分おいてから精油を加える。

使い方

1 頭からバスタオルをかぶり、洗面器から20～30cmのところまで顔を近づけ、3～5分くらい蒸気に当てる。目は閉じること。
2 冷水で軽く洗顔し、化粧水で肌をととのえる。

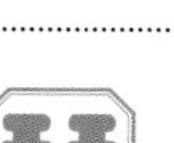

角質をやわらかくするレモンのクリームが、かたくなったり荒れた肌をととのえます

ひび割れ用ティートリーとレモンのクリーム

材料

ティートリー精油 …… 2滴
レモン精油 …… 2滴
A ミツロウ …… 3g
ホホバオイル …… 18mℓ

道具

IHヒーター、バット、ビーカー、竹串、はかり、メスシリンダー、クリーム容器

作り方

1 IHヒーターに水を張ったバットをのせ、ビーカーにAを入れてバットにつけて加熱し、、竹串でまぜながらミツロウを完全に溶かす。

2 クリーム容器に1を移し、竹串でまぜながら冷ます。まわりがうっすらと固まってきたら、精油を順番に加えてまぜ、固まるまで静かにおく。

※レモンに光毒性（p.51参照）があるため、使用後12時間は紫外線に当たらないよう注意。

使い方

少量をとって気になる箇所に塗る。

※冷暗所で保存。
1カ月を目安に使い切る。

スキンケア

髪のダメージを回復

頭皮のバランスをととのえる精油やオイルで、
地肌と髪の健康を守ります。

おすすめの精油
クラリセージ、シダーウッド、ティートリー、パルマローザ、ローズマリーなど

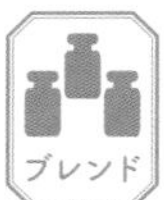

皮脂を抑えるクラリセージ、髪にコシを与えるレモンのすっきりヘアトニック

抜け毛を防ぐヘアトニック

材料
クラリセージ精油……2滴
シダーウッド精油……2滴
レモン精油……2滴
無水エタノール……5mℓ
精製水……45mℓ

道具
ビーカー、ガラス棒、遮光ガラススプレー容器

作り方
1 ビーカーに無水エタノールを入れ、精油を順番に加えてガラス棒でよくまぜる。
2 精製水を加えてさらによくまぜ、遮光容器に移す。

※レモンに光毒性（p.51参照）があるため使用後12時間は紫外線に当たらないよう注意。

使い方
使う前によく振ってまぜ、洗髪後、乾かした頭皮全体に適量をスプレーするか、手のひらにとり、よくなじませてもむようにする。

※冷暗所で保存。
2週間を目安に使い切る。

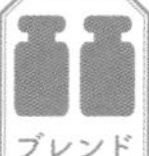

髪に油分を補給するココナッツオイルと、皮脂をととのえる精油でトリートメント

ツヤ髪トリートメント

材料
シダーウッド精油……3滴
ローズマリー精油……3滴
Ⓐ ココナッツオイル……30mℓ

道具
ビーカー、ガラス棒、遮光びん

作り方
1 ビーカーにⒶを入れて、精油を順番に加える。
2 ガラス棒でよくまぜて、遮光びんに移す。

使い方
使う前によく振ってまぜ、手のひらに少量をとって髪になじませる。

※冷暗所で保存。
1カ月を目安に使い切る。

皮脂の分泌を調整する3種の精油で頭皮をやさしく洗いましょう

皮脂調整シャンプー

材料
パルマローザ精油……5滴
ローズマリー精油……2滴
レモン精油……3滴
Ⓐ 無香料石けんシャンプー……50mℓ
Ⓑ ホホバオイル……5mℓ

道具
ビーカー、ガラス棒、シャンプー容器

作り方
1 ビーカーにⒷを入れ、精油を順番に加えてまぜる。Ⓐを1/3量加えてガラス棒でよくまぜる。
2 残りのⒶを加え、ガラス棒を下のほうから大きく動かし、全体をまぜ合わせ、容器に移す。

※レモンに光毒性（p.51参照）があるため使用後12時間は紫外線に当たらないよう注意。

使い方
使う前によく振ってまぜ、手のひらに適量をとり、よく泡立てて頭皮をやさしく洗う。

※常温で保存。
1カ月を目安に使い切る。

スキンケア

頭皮ケア

頭皮の皮脂や水分のバランスをととのえて、地肌と髪を健やかに保ちます。

おすすめの精油
ジュニパーベリー、ティートリー、パルマローザ、レモングラス、ローズマリーなど

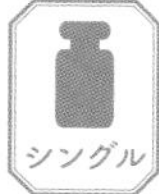

頭皮のトラブル解消と引き締めには精油とビネガーの殺菌力でシャンプー後のヘアケアを

ティートリーのリンス

材料【1回分】

ティートリー精油……2滴
Ⓐ 食用酢……15mℓ
Ⓑ ホホバオイル……5mℓ
湯……適量

道具

洼面器、ビーカー

作り方

ビーカーにⒷを入れて精油を加えてまぜ、洗面器に入れた湯にⒶと加えてよくまぜる。

使い方

洗面器の湯に加えてよくまぜ、髪をすすぐ。

※1回で使い切る。

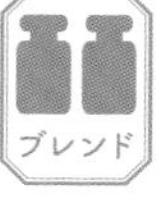

汗で頭皮のべたつきが気になるときに地肌をトリートメントして、さっぱりしましょう

頭皮さっぱりトリートメントオイル

材料

パルマローザ精油……3滴
ローズマリー精油……3滴
Ⓐ ホホバオイル……30mℓ

道具

ビーカー、ガラス棒、遮光びん

作り方

1. ビーカーにⒶを入れて、精油を順番に加える。
2. ガラス棒でよくまぜて、遮光びんに移す。

使い方

使う前によく振ってまぜ、手のひらに適量をとり、頭皮全体になじませてもむようにさする。

※冷暗所で保存。
1カ月を目安に使い切る。

頭皮をすっきりさせ、健康に導く精油をブレンドした頭皮用スプレーです

抜け毛防止スカルプケアスプレー

材料

ジュニパーベリー精油……1滴
レモングラス精油……1滴
ペパーミント精油……1滴
無水エタノール……5mℓ
精製水……25mℓ

道具

ビーカー、ガラス棒、遮光ガラススプレー容器

作り方

1. ビーカーに無水エタノールを入れ、精油を順番に加えてガラス棒でよくまぜる。
2. 精製水を加えてさらによくまぜ、遮光容器に移す。

使い方

使う前によく振ってまぜ、洗髪後、乾かした頭皮全体に適量をスプレーしてよくなじませてもむようにさする。

※冷蔵庫で保存。
2週間を目安に使い切る。

スキンケア

ハンドケア

血流を促進し、炎症を抑える精油で、
荒れた手をやさしくケアしましょう。

おすすめの精油
カモミール・ローマン、ゼラニウム、ティートリー、パチュリ、フランキンセンス、ラベンダーなど

シングル

荒れた指先は、細胞再生を促し、潤いを与えるフランキンセンスのクリームでケアを

指のささくれにしっとりハンドクリーム

材料
フランキンセンス精油 …… 4滴
Ⓐ ミツロウ …… 3g
　スイートアーモンドオイル …… 18mℓ

道具
IHヒーター、バット、ビーカー、竹串、はかり、メスシリンダー、クリーム容器

作り方
1 IHヒーターに水を張ったバットをのせ、ビーカーにⒶを入れてバットにつけて加熱し、竹串でまぜながらミツロウを完全に溶かす。

2 容器に1を移し、まぜながら冷ます。まわりがうっすらと固まってきたら、精油を加えてまぜ、固まるまで静かにおく。

使い方
少量をとり、気になる部分に塗る。

※冷暗所で保存。
1カ月を目安に使い切る。

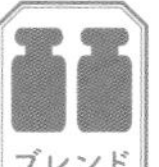
ブレンド

血液循環を促し、痛みやかゆみを軽減する手浴。ぬるめの湯で荒れた手をやさしく癒やして

ぽかぽかハンドバス

材料【1回分】
ラベンダー精油 …… 1滴
カモミール・ローマン精油 …… 1滴
無水エタノール …… 5mℓ
湯（38度くらい）…… 洗面器1杯分

道具　洗面器、ハンドタオル

作り方
洗面器に湯を手首がかくれるくらい入れ、無水エタノールにまぜた精油を加えてよくまぜる。

使い方
両手を入れ、5～10分つける。

ブレンド

肌を清潔にし、若々しさを保つオイルを肌荒れが気になる部分になじませて、ほぐしましょう

いたわりハンドトリートメントオイル

材料
ゼラニウム精油 …… 2滴
フランキンセンス精油 …… 2滴
ベルガモット精油 …… 2滴
Ⓐ スイートアーモンドオイル …… 30mℓ

道具
ビーカー、ガラス棒、遮光びん

作り方
1 ビーカーにⒶを入れて、精油を順番に加える。

2 ガラス棒でよくまぜて、遮光びんに移す。

※ベルガモットに光毒性（p.51参照）があるため、使用後12時間は紫外線に当たらないよう注意。

使い方
使う前によく振ってまぜ、手のひらに少量をとって両手になじませ、トリートメントする（p.65参照）。

※冷暗所で保存。
1カ月を目安に使い切る。

スキンケア

角質ケア

ガサガサしたかかとやひじ、ひざの角質を
精油ケアでしっとりさせましょう。

おすすめの精油
パチュリ、フランキンセンス、
ラベンダー、ローズマリーなど

シングル

肌の再生を促し、肌荒れに働くバスソルトの足湯。湯の中で足をもむのも効果的

パチュリのフットバス

材料【1回分】

パチュリ精油……3滴
無水エタノール……5mℓ
Ⓐ 天然塩……小さじ1
湯（40～45度くらい）
……洗面器1杯分

道具

ビーカー、ガラス棒、計量スプーン、深めの洗面器

作り方

ビーカーに無水エタノールを入れ、精油を順番に加えてガラス棒でよくまぜ、Ⓐを加えてさらにまぜる。

使い方

深めの洗面器に足首がつかるくらい湯を入れ、バスソルトを加えてよくまぜ、両足を5～10分つける。

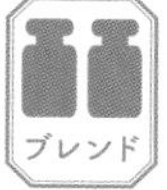
ブレンド

炎症をしずめ殺菌するラベンダーと、肌細胞を活性するフランキンセンスで

かかとつるつるクリーム

材料

フランキンセンス精油……2滴
ラベンダー精油……2滴
Ⓐ ミツロウ……3g
ホホバオイル……15mℓ
Ⓑ シアバター……2g

道具

IHヒーター、バット、ビーカー、竹串、計量スプーン、はかり、クリーム容器

作り方

1. IHヒーターに水を張ったバットをのせ、ビーカーにⒶを入れバットにつけて加熱し、竹串でまぜながらミツロウを溶かす。
2. Ⓑを加えて、まぜながら完全に溶かす。
3. クリーム容器に移し、竹串でまぜながら冷ます。まわりがうっすらと固まってきたら、精油を順番に加えてさらにまぜ、固まるまで静かにおく。

使い方

少量をとって、さするようにひじやかかとに塗る。

※冷暗所で保存。
1カ月を目安に使い切る。

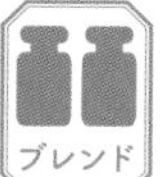
ブレンド

天然塩スクラブでやさしくケアして古い角質を落とせば、つるつるのひじとひざに

ひじ・ひざスクラブ

材料【1回分】

ローズマリー精油……1滴
グレープフルーツ精油……1滴
Ⓐ スイートアーモンドオイル……5mℓ
Ⓑ 天然塩……小さじ1
Ⓒ クレイ（カオリン）……大さじ1
精製水……10～15mℓ

道具

ビーカー、ガラス棒、計量スプーン

作り方

1. ビーカーにⒸと精製水を加えてしばらくおき、なじませる。
2. Ⓐに精油を加えてガラス棒でよくまぜ、1に加えてさらにまぜる。
3. Ⓑを加え、よくまぜる。

使い方

入浴中、少量を手にとり、ひじやひざ、かかとなどをくるくるとさすり、軽く洗い流し、クリームなどで肌をととのえる。
※肌に異常を感じたら、すぐに洗い流す。

※1回で使い切る。
※使用は週1回程度に。

ボディメンテ

頭痛をやわらげる

さまざまな原因が引き起こす頭痛ですが、不快感を
やわらげるには、鎮静作用があり清涼感のある精油を。

おすすめの精油
フランキンセンス、ペパーミント、ラベンダーなど

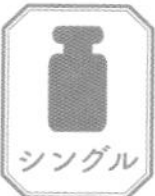

温湿布を、こめかみや首に当て頭痛を緩和。ラベンダーが血行をよくし、こりがほぐれます

血行をよくする温湿布

材料【1回分】

ラベンダー精油……2滴
熱湯……洗面器1杯分

道具

洗面器、タオル

作り方

洗面器に熱湯を入れ、精油を加える。

使い方

1 短冊状に折ったタオルを湯にひたし、精油をすくうようにしてしみ込ませ、とり出す。
2 そのままねじってしぼり、精油が直接肌にふれないように注意して、首の後ろに当てる。
※タオルをしぼるときは、やけどに注意。

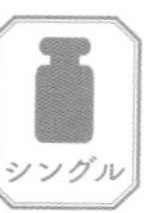

すーっとする香りのメントール系精油には痛みをやわらげる作用が

気分爽快オイル

材料

ペパーミント精油……1滴
Ⓐ ホホバオイル……5mℓ

道具

ビーカー、ガラス棒、遮光びん

作り方

1 ビーカーにⒶを入れ、精油を加える。
2 ガラス棒でよくまぜて、遮光びんに移す。

使い方

少量を手にとり、頭頂やこめかみにすり込む。

※冷暗所で保存。
1カ月を目安に使い切る。

深い瞑想状態へといざなうフランキンセンスにリフレッシュ作用のある精油をプラス

勉強や仕事で疲れた頭を休める芳香浴

材料【1回分】

フランキンセンス精油……2滴
グレープフルーツ精油……2滴
オレンジ・スイート精油……1滴

道具

室内芳香器（p.61参照）

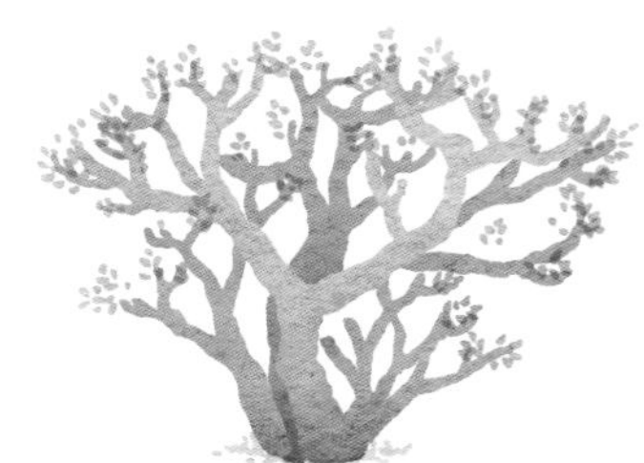

使い方

芳香器に精油をセットし、部屋に香りを漂わせる。

ボディメンテ

心身の疲労回復

疲れた体は、血液やリンパの流れも滞っています。
早めのケアが正解。

おすすめの精油
シダーウッド、ジュニパーベリー、スペアミント、ローズマリーなど

おだやかなさわやかさで、疲れた心と体を即効リフレッシュ

体が楽になるスペアミントの芳香浴

材料【1回分】
スペアミント精油……4、5滴

道具
室内芳香器（p.61参照）

使い方
芳香器に精油をセットし、部屋に香りを漂わせる。

筋肉の痛みやだるさには、血行をよくする重曹に精油を加えて足浴を。全身をやわらげます

筋肉痛緩和フットバスソルト

材料【1回分】
サイプレス精油……1滴
シダーウッド精油……2滴
Ⓐ重曹……小さじ1
無水エタノール……5mℓ
湯（40～45度くらい）……洗面器1杯分

道具
ビーカー、ガラス棒、計量スプーン、深めの洗面器

作り方
ビーカーにⒶを入れ、無水エタノールにまぜた精油を加えてガラス棒で、さらによくまぜる。

使い方
深めの洗面器に足首から上10cmほどつかるくらい湯を入れ、バスソルトを加えてよくまぜ、両足を5～10分つける。

※1回で使い切る。

血行促進作用のある精油と天然塩をまぜたバスソルトの沐浴で体と心をほぐしましょう

血行促進バスソルト

材料【約10回分】
ローズマリー精油……10滴
ジュニパーベリー精油……5滴
ラベンダー精油……5滴
無水エタノール……50mℓ
Ⓐ天然塩……300g
　ローズマリー（ドライハーブ）……大さじ1

道具
ボウル、ビーカー、ガラス棒、計量スプーン、ガラス容器

作り方
1 ボウルにⒶを入れ、スプーンなどでよくまぜ、ガラス容器に移す。
2 使用する際に、ビーカーに無水エタノール5mℓを入れ、ローズマリー精油を2滴、残りを1滴ずつ加えてよくまぜる。1を大さじ1～2杯加えてさらにまぜる。

使い方
浴槽の湯に、2を加えてよくまぜ、ゆったりと全身浴する。

※冷暗所で保存。
1カ月を目安に使い切る。

ボディメンテ

肩こりをゆるめる

こった筋肉をほぐし、痛みをやわらげる作用のある精油で、症状が軽いうちにセルフケア。

おすすめの精油
サイプレス、マージョラム・スイート、ラベンダー、レモングラス、ローズマリーなど

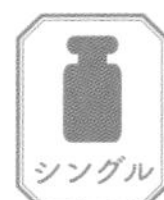
シングル

血行促進する精油を加えた温湿布を、こりで固まった肩や首に当てて筋肉をリラックス

肩・首こり温湿布

材料【1回分】
ローズマリー精油 …… 2滴
熱湯 …… 洗面器1杯分

作り方
洗面器に熱湯を入れ、精油を加える。

道具
洗面器、タオル

使い方
1 短冊状に折ったタオルを湯にひたし、精油をすくうようにしてしみ込ませ、とり出す。
2 そのままねじってしぼり、精油が直接肌にふれないように注意して、目元、首、肩などに当てる。
※タオルをしぼるときは、やけどに注意。

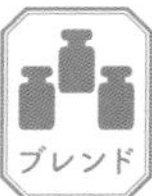
ブレンド

鎮痛と血行をよくするさわやかな香りのオイルを、こった肩になじませて

血行促進トリートメントオイル

材料
ラベンダー精油 …… 3滴
ローズマリー精油 …… 2滴
レモングラス精油 …… 1滴
Ⓐ ホホバオイル …… 30mℓ

作り方
1 ビーカーにⒶを入れ、精油を順番に加える。
2 ガラス棒でよくまぜて、遮光びんに移す。

※冷暗所で保存。1カ月を目安に使い切る。

道具
ビーカー、ガラス棒、遮光びん

使い方
使う前によく振ってまぜ、手のひらに少量をとって両手になじませ、首すじから肩のあたりに手のひらでもみ込むようにさする。

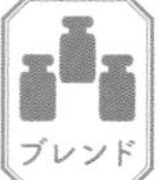
ブレンド

筋肉のこわばりをやわらげるバジルと神経の緊張を緩和する精油で首すじをほぐす

筋肉をほぐすトリートメントオイル

材料
マジヨラム・スイート精油 …… 2滴
バジル・リナロール精油 …… 1滴
ベルガモット精油 …… 3滴
Ⓐ ホホバオイル …… 30mℓ

作り方
1 ビーカーにⒶを入れ、精油を順番に加える。
2 ガラス棒でよくまぜて、遮光びんに移す。

※ベルガモットに光毒性（p.51参照）があるため、使用後12時間は紫外線に当たらないよう注意。

道具
ビーカー、ガラス棒、遮光びん

使い方
使う前によく振ってまぜ、手のひらに少量をとって両手になじませ、首すじをさする。

※冷暗所で保存。
1カ月を目安に使い切る。

ボディメンテ

腰痛をやわらげる

血流をよくして老廃物の排出を促し、冷えからくる腰痛や月経前後に起こる腰痛をやわらげましょう。

おすすめの精油
シトロネラ、ジュニパーベリー、ジンジャー、マンダリン、レモングラスなど

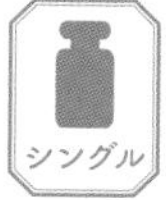

冷えや腰痛に働く精油の手浴でぽかぽかと温めながら、立ちのぼる蒸気を深く吸入して

冷え性からくる腰痛向けハンドバス

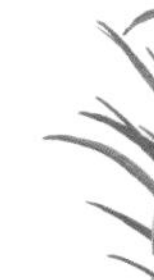

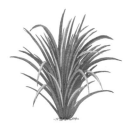

材料【1回分】
レモングラス精油 …… 2滴
無水エタノール …… 5mℓ
湯（38度くらい） …… 洗面器1杯分

道具
洗面器、ハンドタオル

作り方
洗面器に手首がかくれるくらいの湯を入れ、
無水エタノールにまぜた精油を加えて、さらによくまぜる。

使い方
両手を入れて、5～10分つける。

月経痛を緩和する精油に、鎮静作用の精油を加えたオイルで、おなかや腰まわりをマッサージ

月経時の腰痛を緩和するオイル

材料
ジュニパーベリー精油 …… 2滴
マンダリン精油 …… 2滴
サンダルウッド精油 …… 2滴
Ⓐ ホホバオイル …… 30mℓ

道具
ビーカー、ガラス棒、遮光びん

作り方
1 ビーカーにⒶを入れ、精油を順番に加える。
2 ガラス棒でよくまぜて、遮光びんに移す。

使い方
使う前によく振ってまぜ、手のひらに少量をとって両手になじませ、おなかや腰まわりをさする。

※冷暗所で保存。1カ月を目安に使い切る。

ボディメンテ

便秘・下痢対策

日常的な便秘や下痢には、おなかの調子をととのえるオイルケアが最強のレシピ。

おすすめの精油
カモミール・ジャーマン、プチグレイン、ブラックペッパー、オレンジ・スイートなど

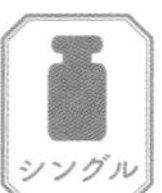

便秘や下痢はストレスに起因することが多いもの。リラックスする香りでメンタルをととのえて。

ストレスケアの芳香浴

材料【1回分】

オレンジ・スイート精油 …… 4滴

道具

室内芳香器（p.61参照）

使い方

芳香器に精油をセットし、部屋に香りを漂わせる。

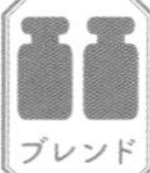

排泄を促し腸の働きを高めるオイルで、腸をほぐすようやさしくさすりましょう

便秘解消トリートメントオイル

材料

ジュニパーベリー精油 …… 1滴
グレープフルーツ精油 …… 1滴
Ⓐ ホホバオイル …… 10mℓ

道具

ビーカー、ガラス棒、遮光びん

作り方

1 ビーカーにⒶを入れて、精油を順番に加える。

2 ガラス棒でよくまぜて、遮光びんに移す。

※グレープフルーツに光毒性（p.51参照）があるため、使用後12時間は紫外線に当たらないよう注意。

使い方

使う前によく振ってまぜ、手のひらに少量をとって両手になじませ、「の」の字を描くように下腹部をさする。

※冷暗所で保存。
1カ月を目安に使い切る。

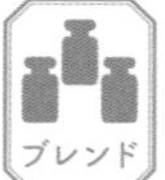

血行促進させるオイルを下腹部になじませてやさしくなでて、腸に働きかけましょう

腸活性下腹部トリートメントオイル

材料

ローズマリー精油 …… 2滴
ブラックペッパー精油 …… 2滴
プチグレイン精油 …… 2滴
Ⓐ ホホバオイル …… 30mℓ

道具

ビーカー、ガラス棒、遮光びん

作り方

1 ビーカーにⒶを入れて、精油を順番に加える。

2 ガラス棒でよくまぜて、遮光びんに移す。

使い方

使う前によく振ってまぜ、手のひらに少量をとって両手になじませ、「の」の字を描くように下腹部をさする。

※冷暗所で保存。
1カ月を目安に使い切る。

ボディメンテ

胃の働きをよくする

ストレスや、食べすぎ・飲みすぎで胃がすっきりしないときは、
胃腸の調子をととのえる精油で消化を促して。

おすすめの精油
ハッカ、ペパーミント、マンダリン、ライム、レモンなど

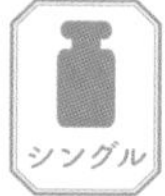

ストレスで胃に負担がかかるときは、
マンダリン精油を漂わせ、香りを深く吸い込んで

胃のストレスを解消する芳香浴

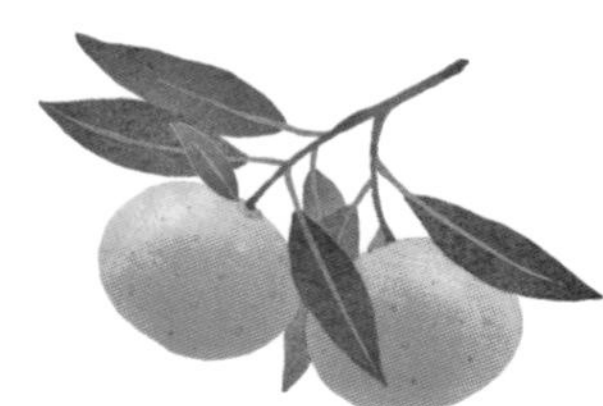

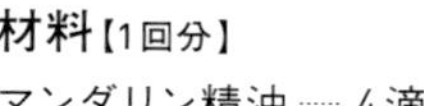

材料【1回分】
マンダリン精油 …… 4滴

道具
室内芳香器（p.61参照）

使い方
芳香器に精油をセットし、部屋に香りを漂わせる。

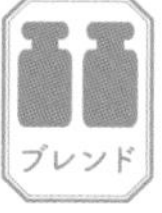

胃がもたれるときは、消化器系の機能を高める
レモンとペパーミントでリフレッシュ

胃すっきり吸入

材料【1回分】
レモン精油 …… 1滴
ペパーミント精油 …… 1滴
熱湯 …… マグカップ1杯分
（マグカップで行うときに）

道具
マグカップまたは木綿のハンカチ

作り方
マグカップに八分目まで熱湯を入れ、精油を順番に加える。
またはハンカチに精油を落とす。

※精油がしみになる場合があるので注意。

使い方
目をとじて蒸気とともに立ちのぼる香りを吸い込み、深呼吸する。

ボディメンテ

冷え性ケア

慢性的冷え性は、免疫力低下や腰痛など
体調の乱れにつながります。早めにケアを。

おすすめの精油
ジンジャー、ベチバー、マージョラム・スイート、ユズ、ローズマリーなど

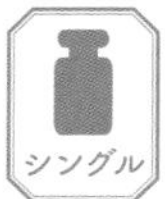

血行促進作用のあるユズの手浴で指先から温めましょう。湯の中でやさしくもみほぐしても有効

ユズのハンドバス

材料【1回分】

ユズ精油 …… 2滴
無水エタノール …… 5mℓ
湯（38度くらい）…… 洗面器1杯分

道具

洗面器、ハンドタオル

作り方

洗面器に手首がかくれるくらいの湯を入れ、無水エタノールにまぜた精油を加えてよくまぜる。

※圧搾法のユズには刺激があるため、注意。水蒸気蒸留法を選ぶとよい。

使い方

両手を入れて、5～10分つける。

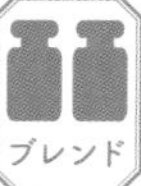

血行をよくする精油と天然塩とブレンドしたバスソルトで、体を芯から温めましょう

芯から温まるアロマバス

材料【1回分】

ジンジャー精油 …… 2滴
マージョラム・スイート精油 …… 2滴
無水エタノール …… 5mℓ
Ⓐ 天然塩 …… 大さじ2

道具

ビーカー、ガラス棒、計量スプーン

作り方

ビーカーに無水エタノールを入れ、精油を順番に加えてガラス棒でよくまぜ、Ⓐを加えてさらによくまぜる。

使い方

浴槽の湯に入れてよくまぜ、ゆったりと全身浴する。

※1回で使い切る。

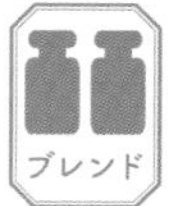

血行をよくする熱い湯に冷えた足をひたすと、足先が温まり、全身の血行もよくなります

全身ぽかぽかフットバス

材料【1回分】

ローズマリー精油 …… 2滴
ブラックペッパー精油 …… 1滴
無水エタノール …… 5mℓ
Ⓐ 天然塩 …… 小さじ1
湯（40～45度くらい）…… 洗面器1杯分

道具

ビーカー、ガラス棒、計量スプーン、深めの洗面器

作り方

ビーカーに無水エタノールを入れ、精油を順番に加えてガラス棒でよくまぜ、Ⓐを加えてさらによくまぜる。

使い方

深めの洗面器に足首から上10cmほどつかるくらい湯を入れ、バスソルトを加えてよくまぜ、両足を5～10分つける。

※1回で使い切る。

ボディメンテ

ダイエットを助ける

新陳代謝を活発にし、
消化器官を強める働きのある精油を上手に活用します。

おすすめの精油
グレープフルーツ、ブラックペッパー、ペパーミントなど

過剰な食欲を抑えるペパーミントには
ダイエット中のイライラを緩和する働きも

食欲と心をしずめる吸入

材料【1回分】
ペパーミント精油……1滴

道具
木綿のハンカチ

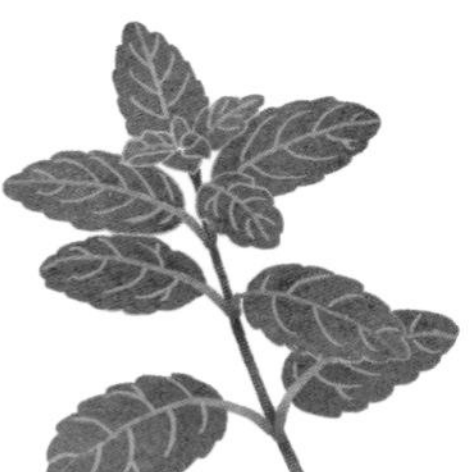

作り方
ハンカチに精油を落とす。

※精油がしみになる場合もあるので注意。

使い方
立ちのぼる香りに鼻を近づけ、深呼吸する。

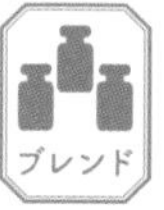

水分の排出と脂肪燃焼を助けるグレープフルーツ精油で
お風呂上がりに毎日ケアを

脂肪燃焼トリートメントオイル

材料【1回分】
ローズマリー精油……2滴
ブラックペッパー精油……1滴
グレープフルーツ精油……2滴
Ⓐ スイートアーモンドオイル
……30mℓ

道具
ビーカー、ガラス棒、遮光びん

作り方
1 ビーカーにⒶを入れ、精油を順番に加える。
2 ガラス棒でよくまぜ、遮光びんに移す。

※グレープフルーツに光毒性（p.51参照）があるため、使用後12時間は紫外線に当たらないよう注意。

使い方
使う前によく振ってまぜ、手のひらに少量をとって両手になじませ、気になる部分をさする。

※冷暗所で保存。1カ月を目安に使い切る。

ボディメンテ

花粉の季節に

アレルギーに対する抵抗力をつける精油を使って、
つらい花粉症の症状をやわらげます。

おすすめの精油
ティートリー、ユーカリ、
ラベンサラなど

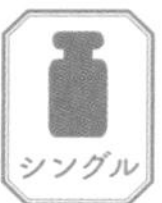

鼻づまりを緩和するユーカリ精油をハンカチに落として香りを深く吸い込むと、鼻すっきり

鼻の不快緩和の吸入 

材料【1回分】
ユーカリ精油……1滴

道具
木綿のハンカチ

作り方
ハンカチに精油を落とす。

※精油がしみになる場合もあるので注意。

使い方

立ちのぼる香りに鼻を近づけ、深呼吸する。

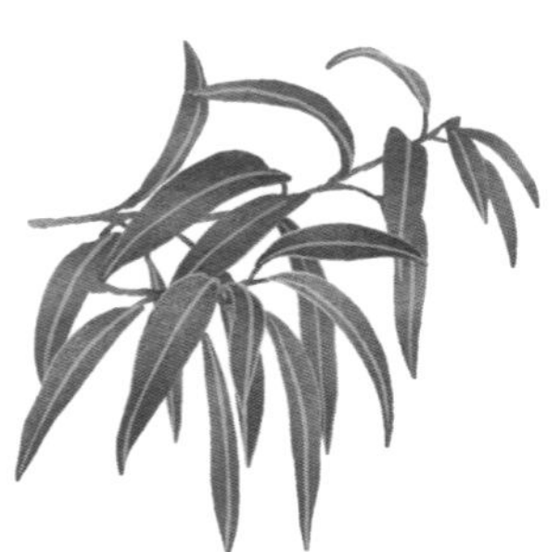

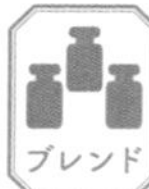

免疫力を高め、呼吸器の調子をととのえるクリームを胸元に塗り、香りを吸い込みましょう

すっきりした香りのボディバーム 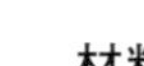

材料
ラベンサラ精油……1滴
ティートリー精油……1滴
ペパーミント精油……1滴
Ⓐ ミツロウ……4g
　ホホバオイル……20mℓ

道具
IHヒーター、バット、ビーカー、竹串、はかり、メスシリンダー、クリーム容器

作り方
1 IHヒーターに水を張ったバットをのせて、ビーカーにⒶを入れバットにつけて加熱し、竹串でまぜながらミツロウを完全に溶かす。
2 容器に移し、竹串でまぜながら冷ます。まわりがうっすらと固まってきたら、精油を順番に加えてまぜ、固まるまで静かにおく。

使い方

少量をとって胸元に塗り、立ちのぼる香りをかぐ。

※冷暗所で保存。1カ月を目安に使い切る。

ボディメンテ

風邪の季節に

「風邪をひきそう」と感じたら、
殺菌効果が高く免疫力を高める精油を。

おすすめの精油
ティートリー、ニアウリ、ミルラ、ユーカリ、ラベンサラなど

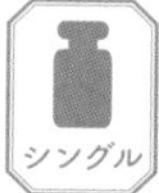

鼻づまり緩和、殺菌作用がある精油の湯から立ちのぼる蒸気を吸います

鼻すっきりスチーム

材料【1回分】
ユーカリ精油……1滴
熱湯……洗面器1杯分

道具
洗面器、バスタオル

作り方
洗面器に熱湯を入れ、1～2分おいてから精油を加える。

使い方
1 頭からバスタオルをかぶり、洗面器から20～30cmのところまで顔を近づけ、3～5分くらい蒸気に当てる。目は閉じること。
2 冷水で軽く洗顔し、化粧水で肌をととのえる。

「風邪っぽいかな？」と思ったら、免疫力アップに期待ができるミルラで早めに温まりましょう

ミルラのぽかぽかハンドバス

材料【1回分】
ミルラ精油……1滴
無水エタノール……5mℓ
湯（38度くらい）……洗面器1杯分

道具
洗面器、ハンドタオル

作り方
洗面器に湯を手首がかくれるくらい入れ、無水エタノールにまぜた精油を加えてよくまぜる。

使い方
両手を入れ、5～10分つける。

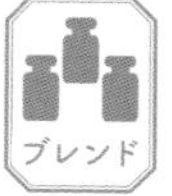

呼吸器系の症状を軽減し、抗菌や免疫力を高める働きがある精油で芳香浴を

免疫力がアップする芳香浴

材料【1回分】
ラベンサラ精油……1滴
ニアウリ精油……1滴
ペパーミント精油……1滴

道具
室内芳香器（p.61参照）

使い方
芳香器に精油をセットし、部屋に香りを漂わせる。

ボディメンテ

二日酔い・乗り物酔いに

不快な症状が続く二日酔いや乗り物酔いを
アロマでやさしく解消しましょう。

おすすめの精油
グレープフルーツ、ペパーミント、ローズマリー、ラベンダー、ハッカなど

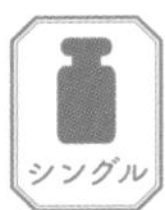

乗り物酔いになったら、ラベンダーを落としたハンカチの香りを深く吸い込みます

乗り物酔い携帯吸入 

材料【1回分】
ラベンダー精油……1滴

道具
木綿のハンカチ

作り方
ハンカチに精油を落とす。
※精油がしみになる場合もあるので注意。

使い方
立ちのぼる香りに鼻を近づけ、深呼吸する。

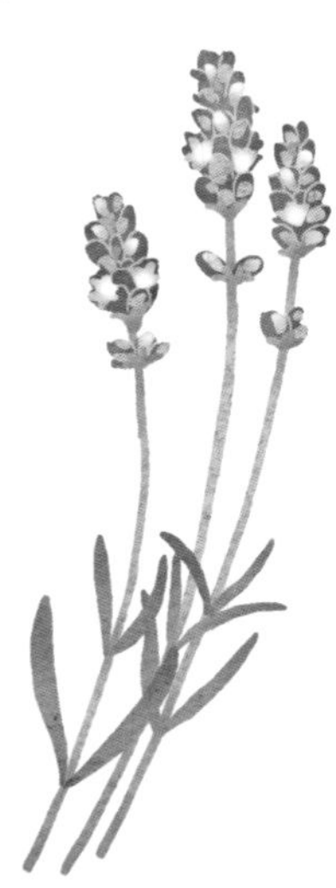

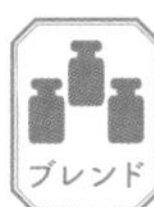

二日酔いでつらい朝は、発汗作用のある塩に、デトックス効果のある精油を加えて入浴を

二日酔い軽減アロマバス 

材料【1回分】
ローズマリー精油……1滴
ジュニパーベリー精油……1滴
グレープフルーツ精油……1滴
無水エタノール……5mℓ
Ⓐ 天然塩……大さじ1

道具
ビーカー、ガラス棒、計量スプーン

作り方
ビーカーに無水エタノールを入れ、精油を順番に加えてガラス棒でよくまぜ、さらにⒶを加えてよくまぜる。
※グレープフルーツに光毒性（p.51参照）があるため、使用後12時間は紫外線に当たらないよう注意。

使い方
浴槽の湯に入れてよくまぜ、ゆったりと全身浴する。
※1回で使い切る。

ボディメンテ

のどにやさしく

のどの乾燥からくるせきや痛みを抑え、空気も清めてくれる精油を選びましょう。

おすすめの精油
サンダルウッド、ヒノキ、ブルーサイプレス、フランキンセンスなど

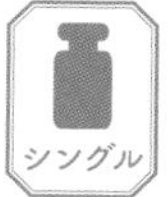

のどを痛めやすい季節には、気管支系の不調に強いサンダルウッドの香りで部屋を満たして

のどを癒やすサンダルウッドの芳香浴

材料【1回分】

サンダルウッド精油……4、5滴

道具

室内芳香器（p.61参照）

使い方

芳香器に精油をセットし、部屋に香りを漂わせる。

のどに違和感を感じたなら、のどによいフランキンセンスで吸入を

のどに痛みを感じるときのフランキンセンスの吸入

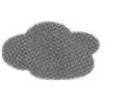

材料【1回分】

フランキンセンス精油……1滴
熱湯……マグカップ1杯分

道具

マグカップ

作り方

マグカップに熱湯を八分目まで入れ、精油を落とす。

使い方

目を閉じて蒸気とともに立ちのぼる香りを吸い込み、深呼吸する。

免疫力を高める精油、のどをすっきりさせる精油、殺菌作用のある精油の最強ブレンド

のど風邪対策のブレンドルームコロン

材料

ティートリー精油……2滴
ユーカリ精油……2滴
レモン精油……2滴
無水エタノール……5mℓ
精製水……25mℓ

道具

ビーカー、ガラス棒、遮光ガラススプレー容器

作り方

1 ビーカーに無水エタノールを入れ、精油を順番に加え、ガラス棒でよくまぜる。

2 精製水を加えてさらによくまぜ合わせてから、容器に移す。

使い方

使う前によく振ってまぜ、空中やリネン類にスプレーする。

※冷蔵庫で保存。
2週間を目安に使い切る。

ボディメンテ

むくみ、デトックス対策

疲れがたまった足は、血行を促進し、水分代謝を促す精油ですっきりさせましょう。

おすすめの精油
グレープフルーツ、サイプレス、ジュニパーベリー、ゼラニウム、フェンネル・スイートなど

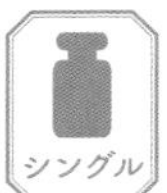

収れん作用のゼラニウムで余分な水分を出してむくみを解消。消臭作用も

足すっきりゼラニウムのフットバス

材料【1回分】
ゼラニウム精油……1滴
無水エタノール……5mℓ
Ⓐ重曹……小さじ1
湯（40～45度くらい）……洗面器1杯分

道具　ビーカー、ガラス棒、計量スプーン、深めの洗面器

作り方
ビーカーに無水エタノールを入れ、精油を加えてガラス棒でよくまぜ、Ⓐを加えてさらによくまぜる。

使い方
深めの洗面器に、足首から上10cmほどつかるくらい湯を入れ、バスソルトを加えてよくまぜ、両足を5～10分つける。

筋肉の疲れを軽減する3つの精油で作ったオイル。ふくらはぎや足の裏のケアを

お疲れ足トリートメントオイル

材料
サイプレス精油……2滴
ジュニパーベリー精油……2滴
グレープフルーツ精油……2滴
Ⓐホホバオイル……30mℓ

道具
ビーカー、ガラス棒、遮光びん

作り方
1 ビーカーにⒶを入れて、精油を順番に加える。
2 ガラス棒でよくまぜて、遮光びんに移す。

※グレープフルーツに光毒性（p.51参照）があるため、使用後12時間は紫外線に当たらないよう注意。

使い方
使う前によく振ってまぜ、手のひらに少量をとって両手になじませ、ふくらはぎや足の裏をトリートメントする（p.65参照）。

※冷暗所で保存。
1カ月を目安に使い切る。

フェンネル・スイートは皮下脂肪解消の作用があり、むくみ対策に期待できます

セルライトトリートメントオイル

材料
フェンネル・スイート精油……2滴
サンダルウッド精油……2滴
ラベンダー精油……2滴
Ⓐホホバオイル……30mℓ

道具
ビーカー、ガラス棒、遮光びん

作り方
1 ビーカーにⒶを入れて、精油を順番に加える。
2 ガラス棒でよくまぜて、遮光びんに移す。

使い方
使う前によく振ってまぜ、手のひらに少量をとって両手になじませ、気になるところをさする。

※冷暗所で保存。
1カ月を目安に使い切る。

2章

アロマテラピーの基礎知識

植物の香りを楽しみながら、
その力を心と体にとり込むのがアロマテラピーです。
難しくはありませんが、
定義や働きを正しく知っておくことは大切。
ここで、香りがもつ力、
心身へ伝わるメカニズムなど基本を案内します。
アロマ生活を始める前に読んでおきましょう。

アロマテラピーは芳香療法です

花やハーブ、果実などの香りで気分がよくなるだけではありません。
植物の香りには、心や体に働くさまざまな力があります。
ここではその力を使うアロマテラピーの定義を紹介します。

アロマテラピーは「ホリスティックケア」。心身の健康と美容に役立ちます

草や木、花、果実など、植物にはさまざまな作用をもつ芳香成分が含まれています。その芳香成分を抽出したものが精油（エッセンシャルオイル）と呼ばれる天然の素材。この精油を使って心と体を癒やし、健康や美容に役立てる植物療法がアロマテラピーです。

アロマテラピーは、個々の不調や体の部分ではなく、心や体、ライフスタイル、環境など、すべてに働きかける「ホリスティックケア」の一つ。ホリスティック（holistic）とは「全体的な」「包括的な」という意味をもつギリシャ語 holos に由来する言葉であり、ホリスティックケアは人間の心と体を１つのものととらえます。

芳香成分は鼻から入り、嗅覚の経路を通して脳の各部分に伝わり、それらが司るさまざまな働きに作用します。また、皮膚の表面にも作用し、美肌効果も研究されています。

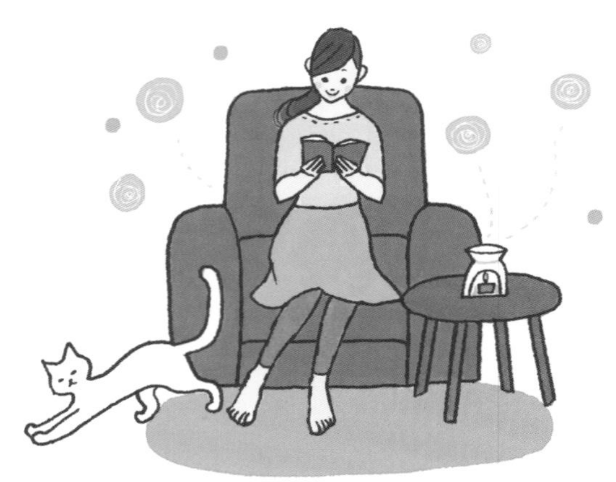

アロマテラピーの定義と目的

日本最大のアロマテラピー非営利団体である、公益社団法人日本アロマ環境協会（以下AEAJ）では、アロマテラピーの定義を以下のように定めています。

「アロマテラピーは精油を用いてホリスティック（全体的）な観点から行う自然療法*である」

その目的を以下のようにしています。

1 リラクセーションやリフレッシュに役立てる
2 美と健康を増進する
3 身体や精神の恒常性*の維持と促進を図る
4 身体や精神の不調を改善し正常な健康をとり戻す

アロマテラピーは幅広く活用されています

古くからヨーロッパや中東地域、中国、インドなどそれぞれに、病気の治療や、不調の手当てに植物を利用した伝統療法がありました。日本でも、薬草は病気の治療だけでなく、ユズ湯や菖蒲湯など、生活に即した習慣が根づいていました。現在ではアロマテラピーの研究が進み、美容、心身の健康、スポーツ、介護など、それぞれの専門分野にとり入れられ幅広く利用されています。

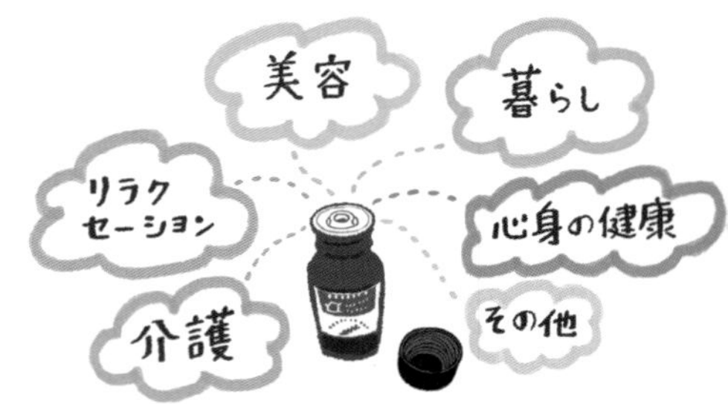

*自然療法：人間が本来もっている自然治癒力を高めることによって、病気を未然に防ぐ、治療を促す、体質を改善するなどの健康維持、増進を図ること。
*恒常性：体内の変化や環境の変化にかかわらず、体内環境を一定の範囲で維持する仕組み。

アロマテラピーは精油を使います

**たくさんの芳香成分の集合体である精油は、アロマテラピーに欠かせないものです。
精油の選び方や、購入時に確認しておきたいことなどを知って、
より安全にアロマテラピーを楽しみましょう。**

精油とは植物の芳香成分を集めたもの

アロマテラピーの基本である「精油」は、植物の花や葉、種子、果皮、樹皮などがもつ芳香物質を抽出した100％天然の液体のこと。「油」といっても「油脂」とは違います。植物によって香りや特徴が異なり、強い香りを放つ「芳香性」、常温で蒸発する「揮発性」、油に溶けやすい「親油性」などの性質をもちます。原料となる芳香植物は約3000種もあり、原料に対しとれる精油はわずか。たとえば1000kgのローズから採れる精油は100～300gと、とても貴重なものです。

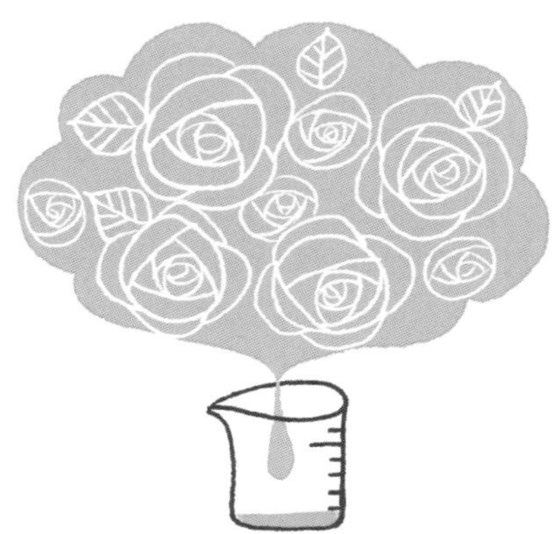

精油は正しいものを選びましょう

「精油（エッセンシャルオイル）」は、植物から抽出された天然植物成分100％のもののみの名称です。購入するときは、必ず名称を確認しましょう。通常、ボトルや外箱には精油名、学名、原産地（原料が栽培された場所）、抽出部位（植物のどの部位を抽出したか）、抽出方法などが記載されています。輸入元、製造元、取扱説明書、製造年月日も確認します。さらに遮光性のガラスびん入り、１滴ずつ落とせるドロッパーつきの製品がおすすめです。ポプリオイル、アロマオイルなどの名称で売られているものは、ほかの物質で薄められたり、合成物質を含む場合も。類似商品には薬理作用はありません。

正しい精油の選び方 POINT 5

＊ 精油またはエッセンシャルオイルと表記されている。
＊ 100％天然植物由来のものである。
＊ 精油名、学名、原産地、抽出部位、抽出方法が書かれている。
＊ 輸入元や製造元、製造年月日が書いてある。
＊ 取扱説明書が添付されている。

好きな香りを１つ見つけましょう

まずは、いくつかの精油の香りをかいでみましょう。びんのふたを開け、軽く左右に振って香りを空気中に拡散させると、精油本来の香りが感じられるはずです。心地よいと感じられた香りを選びましょう。このときに、びんを鼻に近づけすぎると、濃厚すぎて本来の香りがわからなくなるので、鼻から少し離れたところにびんを持っていきます。また、一度に多くの精油の香りをかぐと感覚が鈍るので、３～５種類までに。しばらくおいてから試しましょう。

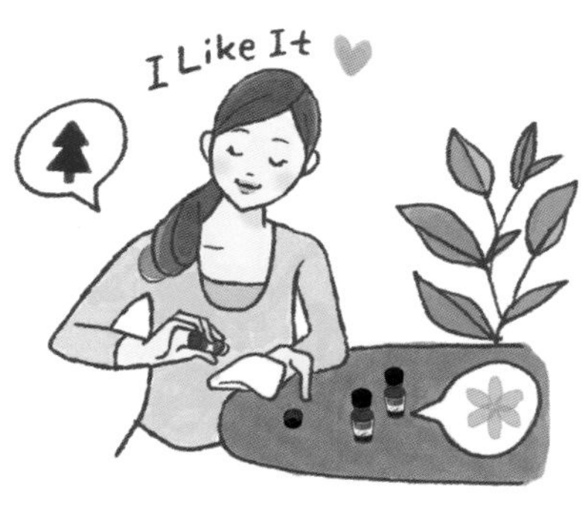

香りが心と体に作用するメカニズム

さまざまな力で体に働く植物の芳香成分。
そもそも香りは、どのようにして人間の心身に影響を及ぼすのでしょう。
芳香成分が体内に伝わる経路をたどると、アロマテラピーのメカニズムがわかります。

香りはごく小さな化学物質が複雑に組み合わさってできている

私たちは、鼻で多くの匂いをかぎ分けていますが、それが何の匂いなのかは、脳で判断しています。

匂いのもとは音や光とは違い、形をもった非常に小さな化学物質です。それは水素、炭素、窒素などの元素がつながった低分子化合物。その種類は数十万ほどあると考えられています。その化合物が何種類、何百種類もまざり合ってできているものが香りなのです。

精油の芳香成分も同じです。たとえばラベンダーには、リナロール、酢酸リナリルなど多くの化学物質が含まれ、それらが複雑に組み合わさることで、ラベンダー特有の香りはつくり出されているのです。

鼻から入った芳香成分は、電気信号にかわり脳に伝わる

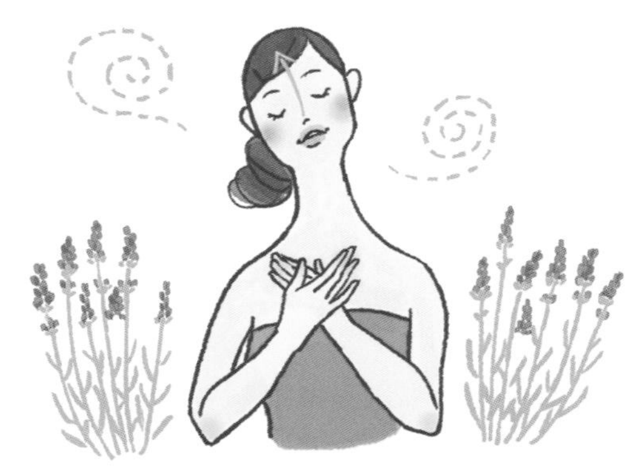

芳香成分を鼻から吸い込むと、鼻の奥にある「嗅上皮」に届きます。その刺激は電気信号に変換されて、神経シナプスを介して脳の大脳辺縁系に伝わり、大脳皮質の嗅覚野で「匂い」として認識されます。この匂いの信号は、さらに扁桃体、視床下部へと伝わります。扁桃体では、匂いに対して好き嫌いといった「感情」が呼び起こされ、次の視床下部では自律神経系、内分泌系（ホルモン）、免疫系のバランスにも作用します。また、海馬に届くと「記憶」と結びつきます。こうして「この香りは母を思い出して懐かしい」といったことも起こるのです。複数の人が同じ匂いをかいでも、個々の経験や体調によって感じ方が変わるのはこういう仕組みによるものです。

視覚、聴覚、味覚、触覚、嗅覚の「五感」の中で、嗅覚は脳に伝わる速度が速いので、目で見たり、音を聴いたりするより、匂いをかぐほうがより早く感情や記憶に働きます。

自律神経系や内分泌系、免疫系の働きにも作用

香りの情報が視床下部に伝わると、「ホメオスタシス」の働きに大きく作用します。ホメオスタシスとは、体内の環境を一定に保ち続けようとする働きのことです。たとえば、暑くなると汗をかいて体温を下げたり、食事をして血糖値が上がると、インスリンを膵臓から分泌させて下げるのも、ホメオスタシスの働きです。

このホメオスタシスの維持にかかわる自律神経系や内分泌系、免疫系のバランス調整を行うのが視床下部。つまりこの視床下部に作用する匂いの情報がとても重要なのです。

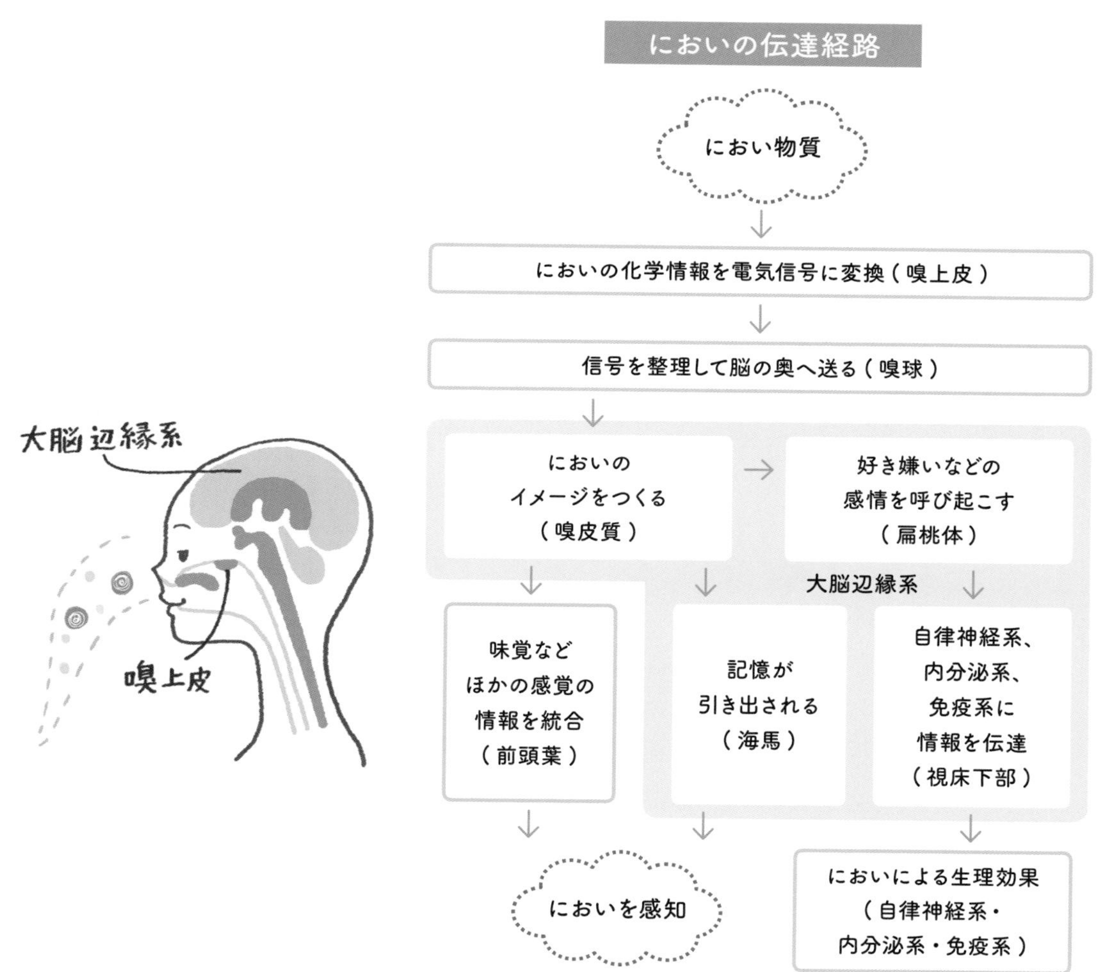

出典：公益社団法人日本アロマ環境協会発行『アロマテラピー検定公式テキスト１級・２級』

精油の使い方・扱い方

精油には、有効成分が高濃度で凝縮されています。
天然成分であっても、直接肌にふれると刺激が強く、また扱い方を誤ると劣化を早めます。
正しい使用法を心がけましょう。

直接肌や粘膜につけないこと

精油の原液は刺激が強いので、直接肌や粘膜につけないよう注意が必要です。びんの注ぎ口にも手をふれないようにし、使用後はふたをしっかり閉めること。なかでも刺激が強い精油や「光毒性（ひかり）」（p.51参照）をもつ精油は特に注意が必要です。ラベルに注意事項が記載されているので必ず読みましょう。手や目についた場合は、すぐに大量の水で洗い流し、よく洗浄してください。

精油びんからのたらし方

多くの場合ドロッパーがついているので、びんを45度に傾け、1滴ずつ自然に落ちるのを待ちます。逆さにして振ると、正しく滴数をはかれず、液が肌などにつくこともあるので注意。

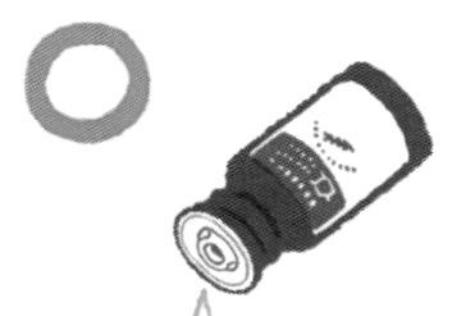

45度に傾け、自然に精油が落ちるのを待つ。

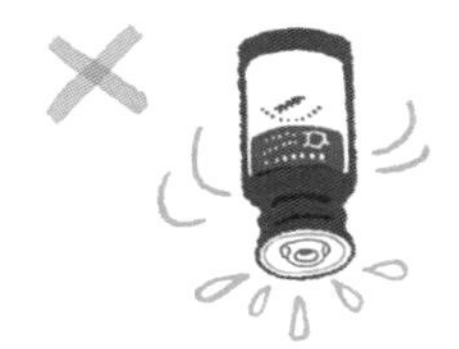

びんを垂直にして振るのはNG。

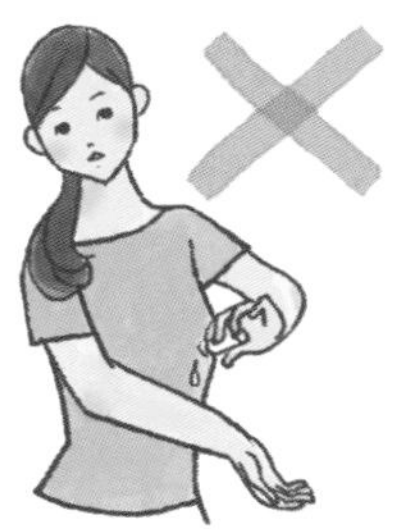

必ず薄めて使いましょう

有効成分が凝縮された精油は、原液のままでは刺激が強すぎるため、肌に塗る場合は、必ず基材で薄めて使いましょう。代表的な油性の基材には植物油（キャリアオイル）があります（p.140参照）。1滴の精油（約0.05mℓ）に対して5mℓの植物油で希釈するというように、濃度1%以下が目安。肌が敏感な人や、顔に使う場合は、さらに薄めの濃度（0.5%以下）にしましょう。このほか水性の基材には無水エタノールがあります（p.67参照）。

保管の仕方・使用期間

精油は、空気にふれたり、時間がたつにつれ劣化します。空気や紫外線、湿度などにより香り成分は化学変化を起こし、香りも変わってしまいます。品質を保持し、安全性を保つため、遮光性のガラスびんに入っています。直射日光や湿気や火気を避け、風通しのよい冷暗所に、立てた状態で保管しましょう。揮発性があるので、使用後は必ずふたをしっかり閉めます。精油の品質保持期限は、未開封では製造後5年、開封後は1年が目安。柑橘系はさらに早くなります。使う前には香りを試し、劣化をチェック。香りがおかしいなと思ったら、使用を避けましょう。

精油を使用するときの注意

精油は芳香成分によって心身を健康に導くものですが、医薬品や化粧品ではありません。人が本来もっている力を引き出す範囲で使うのがルール。それ以外の使い方をすると、思わぬトラブルを招くことがあります。

精油は薬ではありません

精油は医薬品、医薬部外品、化粧品ではありません。日本の法律では「雑貨」の分類です。特定の病気を治療する目的で使用するのは避けましょう。アロマテラピーは、香りを楽しみながら、予防と健康維持の見地から行うもので、心身の状態が悪いときは、すみやかに医師の診察を受けてください。

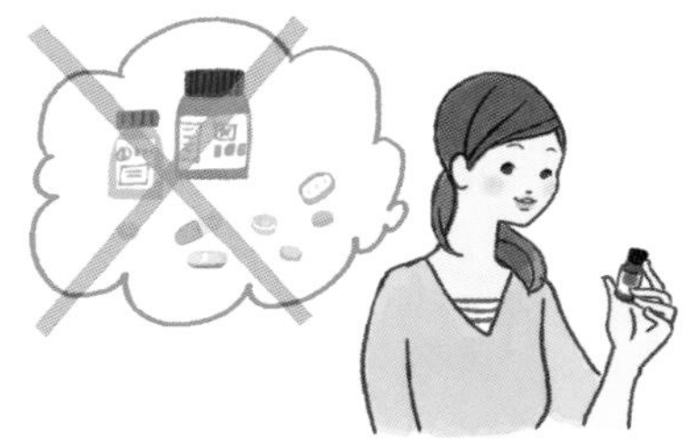

精油を飲んだり食べたりしない

精油を飲んだり食べたりすることは、非常に危険です。海外では専門家の指導で内服療法を行うこともありますが、これは例外的な方法です。日本では「食品」や「食品添加物」として認められていないものを、けっして飲んだり食べたりしないようにしましょう。

光毒性のある精油に気をつけて

グレープフルーツ、ベルガモット、レモンなど、おもに柑橘系の精油には､光（紫外線）の刺激によってアレルギー反応を起こす特定成分を含むものがあります。この反応を「光毒性（ひかり）」と呼びます。これらの精油を肌につけた直後に日光に当たると、しみや赤く腫れるなどのトラブルを起こす場合があるので注意が必要です。

精油は丁寧に、清潔な手で扱うこと

芳香成分の効果を十分に発揮させるために、精油を扱うときは手を洗って清潔にしておきます。特に、精油をブレンドしてトリートメントをするときは、清潔な手で行うこと。また、精油を清潔に保つために、ドロッパー（注ぎ口）には直接ふれないように気をつけましょう。

持病のある人、妊婦、乳幼児は注意して

現在通院している人は、使用する前にかかりつけの医師に相談しましょう。高血圧やてんかんなどの持病のある人が精油を使用する場合は、特に注意が必要です。また、妊婦や乳幼児は、使用する精油と使用法に注意が必要です（p.84 参照）。ただし香りの感じ方には個人差があるので扱いには注意しましょう。

濃度を守りましょう

精油は使用法によって、適正な濃度があります。３章アロマテラピーの楽しみ方（p.59～）や、１章のレシピの分量も参考にし、それぞれのガイドラインとなる濃度を守りましょう。異常を感じたらすぐに使用をやめ、体についた精油を洗い流したり、窓を開けるなどして換気をします。

精油のおもな抽出方法

植物に含まれている芳香成分をとり出すには、特別な方法を用います。
最もポピュラーな水蒸気蒸留法など、代表的な方法は以下に示します。
成分の特徴や抽出部位、芳香成分の耐熱性などによって分かれます。

1 水蒸気蒸留法

現在、最も広く使われている抽出方法です。蒸留釜に原材料となる芳香植物、または芳香植物と水を入れ、水蒸気や直火で加熱することで、芳香成分を蒸気とともに揮発させます。この蒸気を冷却することで液体にし、精油と、精油を微量に含んだ水である芳香蒸留水（フローラルウォーター、p.86 参照）が得られます。

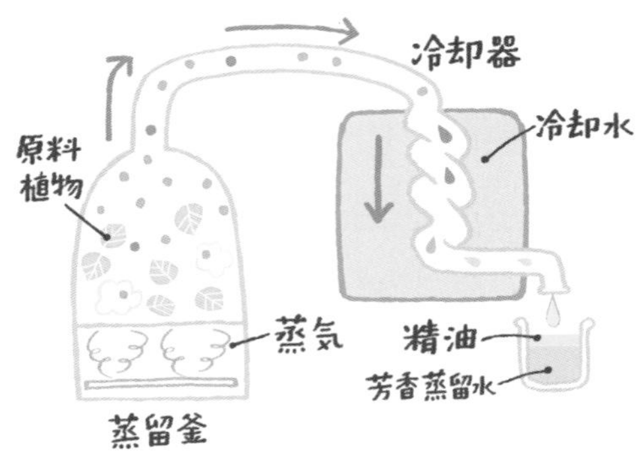

2 圧搾法

レモンやベルガモット、グレープフルーツなど、柑橘類の果皮をローラーで圧縮し、遠心法で分離して精油を得ます。常温で圧搾（あっさく）するので自然の香りが保たれますが、圧搾の際に不純物が残ることがあり、比較的劣化が速いのが欠点です。この精油は「エッセンス」と呼ばれ、「エッセンシャルオイル」と区別することもありますが、アロマテラピーでは精油として扱われています。

3 揮発性有機溶剤抽出法

石油エーテルなどの揮発性有機溶剤を使って抽出する方法です。揮発性有機溶剤に原料となる芳香植物をつけ込むと、植物の芳香成分や天然ワックス成分が溶け出します。これを低温で揮発させると、コンクリートと呼ばれる半固体状のものが残ります。これにエチルアルコールを加えて溶かし、ワックス成分を分離して除去したあと得られるものをアブソリュートと呼びます。ローズやジャスミンなどの熱に弱い繊細な芳香成分を抽出する方法です。

4 油脂吸着法

牛脂や豚脂などの油脂に植物の芳香成分を吸着させる方法です。芳香成分を吸着して飽和状態になった油脂（ポマード）から、エチルアルコールで芳香成分を溶かし出し、さらにエチルアルコールをとり除いて精油（アブソリュート）を得ます。冷浸法（アンフルラージュ）と温浸法（マセレーション）があります。伝統的に行われてきた方法ですが、たいへん手間がかかるため現在はほとんど行われません。

5 超臨界流体抽出法

二酸化炭素などの液化ガスを溶剤として圧力を加えて、気体と液体の中間の「流体状態（超臨界状態）」にすることで芳香成分を抽出します。圧力をゆるめて再び溶剤を気化させると、精油（エキストラクト）だけが残ります。ただ、この方法は高価な装置を必要とするため、あまり一般的には行われていません。

香りのタイプ

本書では香りのタイプを植物の抽出部位や特徴などから７つに分けて、4章「精油のプロフィール」で示しています。選ぶ際の参考にしましょう。

甘くやさしげで
華やかな香り

フローラル系

カモミール、ジャスミン、ゼラニウム、ネロリ、パルマローザ、ラベンダー、ローズなど

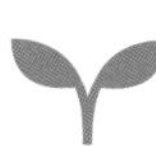

草原を思い起こさせる
さわやかな香り

ハーブ系

クラリセージ、ゲットウ、スペアミント、バジル・リナロール、ハッカ、フェンネル・スイート、ペパーミント、マージョラム・スイート、ラベンサラ、リツェアクベバ、ローズマリーなど

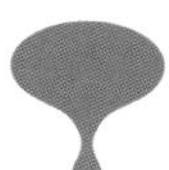

甘くてずっしりとした
奥深い印象の香り

樹脂系

フランキンセンス、ベンゾイン、ミルラなど

森林の中にいるような
すがすがしい緑の香り

樹木系

カユプテ、サイプレス、シダーウッド、ジュニパーベリー、ティートリー、ニアウリ、パインニードル、ヒノキ、ユーカリなど

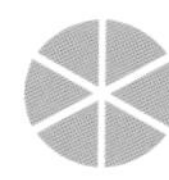

さっぱりとした酸味を含む
フルーティーな香り

柑橘系

オレンジ・スイート、グレープフルーツ、シトロネラ、プチグレイン、ベルガモット、マンダリン、メリッサ、ユズ、ライム、レモン、レモングラスなど

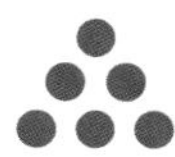

すっきりした
シャープな香り

スパイス系

ジンジャー、ブラックペッパーなど

甘さと静けさが同居する
エキゾチックな印象の香り

オリエンタル系

イランイラン、サンダルウッド、パチュリ、ベチバーなど

※分類はあくまでも目安です。

ケモタイプがある精油

ローズマリー、タイムなどの精油には「ケモタイプ（Chemo Type＝化学種）」と呼ばれるものがあります。同一種（同じ学名）の植物から採取した精油であるのにもかかわらず、精油成分の構成比率に著しく違いが生じ、香りや効能に差があります。この違いは、植物が生育する土壌や気候などの環境の違いによるものと考えられています。たとえばローズマリーには、ベルベノン、シネオール、カンファーなど数種のケモタイプがあります。タイムにも複数のケモタイプがあり、刺激が少ないリナロールが使いやすいとされています。

植物の部位と精油の特徴

**芳香成分は、植物によって蓄えられる部位が異なります。
その部位によって役割があり、精油の個性にも関係します。**

部位と香りのタイプは厳密にはイコールではなく、ゼラニウムのように葉から抽出しても香りはフローラル系のものがあります。とはいえ抽出部位を知ることは、香りを選ぶときの目安の一つにすることができます。

花

虫や蝶などを誘って受粉を促し、子孫を残すための種子を作る部位。花から採れる多くの精油は華やかな香りが特徴。気持ちを楽しくさせたり、女性ホルモンのバランスが気になるときにも。

イランイラン、カモミール・ジャーマン、カモミール・ローマン、クラリセージ、ジャスミン、ネロリ、ラベンダー、ローズ

葉

光合成で植物に必要な栄養や酸素をつくり出します。また、昆虫から身を守るために香りを蓄えます。葉から採れる精油はすっきりとシャープな香りが特徴。リフレッシュ作用、抗菌作用などがあるといわれます。

カユプテ、ゲットウ、シトロネラ、スペアミント、ゼラニウム、ティートリー、バジル・スイート、パチュリ、ハッカ、パルマローザ、プチグレイン、ペパーミント、マジョラムスイート、メリッサ、ラベンサラ、レモングラス、ローズマリー

樹脂

樹脂は、幹からしみ出た樹液が固まったもの。幹についた傷を保護し、菌などから守る働きがあります。どっしりとした重さがあり、心身を癒やしたいときに使うと、深く心にしみ入る精油です。

フランキンセンス、ベンゾイン、ミルラ

根、種子

地中から水や養分を吸い上げると同時に、植物を支える土台の役割をする部位。根から採れる精油は大地を思わせる深さがあり、持続性があります。浮足立つ気持ちを地につけたいたいときに。

ジンジャー、フェンネルスイート、ベチバー

木部、心材、枝、球菓

栄養分を送り、植物を支える背骨のような役割をになう部位。幹（心材）から採れる精油は、森林そのものの香りが特徴。深い森の中にいるようなリラックス感を誘い、心を浄めたいときに選びます。

サイプレス、サンダルウッド、シダーウッド、ニアウリ、パインニードル、ヒノキ、ブルーサイプレス

果皮、果実

種子を遠くに運んでもらうため、おいしい果肉で鳥などを誘う部位。精油の多くは甘くさわやかな柑橘系と個性的なスパイス系。気分をリフレッシュしたいときや、消化器系をすっきりさせたいときにも。

オレンジ・スイート、グレープフルーツ、ジュニパーベリー、ブラックペッパー、ベルガモット、マンダリン、ユズ、ライム、リツェアクベバ、レモン

香りの揮発速度

揮発の速度は、精油ごとに違います。香りをより長く楽しむには、速度が違う精油を組み合わせてブレンドすると、香りの変化が楽しめます。

トップノート
最も揮発が早い香り。ブレンドした場合、まず最初に香りが立ちます。

ミドルノート
揮発速度が中程度のもの。ブレンドした場合、トップノートに続いて香りが現れます。香りの印象はこれで決まります。

ベースノート
時間がたつと香り始め、長時間持続します。ブレンドに使うと香り全体を長もちさせる効果も。

精油の作用についての用語解説

本書に掲載した精油の天然由来の薬理成分の意味と働きを解説します。

うっ滞除去	水分がたまっているのを改善する
強壮（きょうそう）	体のさまざまな機能や能力を向上させる
去痰（きょたん）	痰の排出を促す
駆風（くふう）	腸内にたまったガスを排出させる
血圧降下	血圧を低くする
血行促進	血液の流れをよくすること
解熱	体を冷却させ、高い体温を低下させる
抗アレルギー	アレルギー症状を軽減させる
抗ウイルス	ウイルスの繁殖を抑制する
抗うつ	うつな気分をしずめる
抗炎症	炎症をしずめる
抗カタル	鼻水などの粘膜の症状をやわらげる
抗菌	細菌の繁殖を抑える
抗酸化	細胞の酸化を防いで、老化を防止する
抗真菌（こうしんきん）	真菌（カビや酵母など）の繁殖を抑える
興奮	感情をたかぶらせる
催淫（さいいん）	性欲を高める
殺菌	細菌を殺す
殺虫	虫を殺す
弛緩（しかん）	筋肉をゆるませる
刺激	外部から働きかけて、感覚や心に反応を起こさせる
収れん	組織を引き締め、組織内への分泌を減らす
消化促進	消化を助ける
消臭	臭いを消す
食欲増進	食欲を高める
自律神経調整	自律神経の機能を正常化させる
神経高揚	アドレナリンを分泌させ、気分を高める
神経バランス調整	自律神経のバランスをととのえる
胆汁分泌促進（たんじゅうぶんぴつそくしん）	胆汁排出を促す
鎮痙（ちんけい）	けいれんをしずめる
鎮静	興奮をしずめる
鎮痛	痛みをやわらげる
通経（つうけい）	生理を促し、規則的にする
発汗	汗を出す
瘢痕形成（はんこんけいせい）	傷が治り、瘢痕（かさぶた）ができるのを助ける
皮膚細胞再生（ひふさいぼうさいせい）	皮膚細胞ができるのを助ける
皮膚弾力回復（ひふだんりょくかいふく）	皮膚の弾力をとり戻す
皮膚軟化	皮膚をやわらかくする
分娩促進	安産を助ける
防虫	寄生虫や害虫を防ぐ
ホルモン様（よう）	ホルモンに似た作用
免疫調整	免疫バランスをととのえ、免疫力を高める
冷却（れいきゃく）	体感温度を下げる

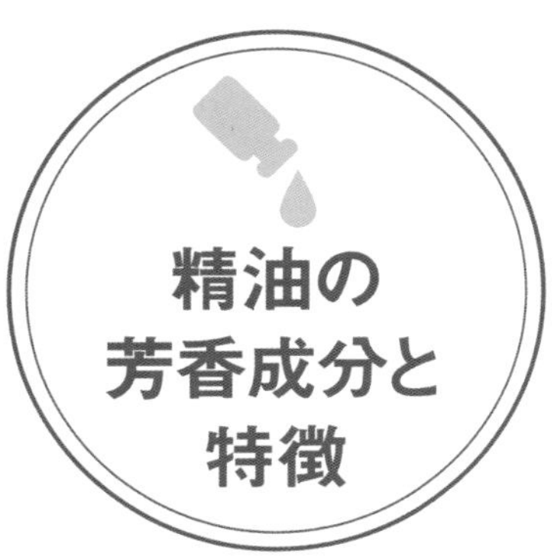

精油の芳香成分と特徴

精油にはいろいろな芳香成分が含まれます。
成分は以下のように13に分類され、それぞれに特徴があります。
芳香成分を知ることで、精油の作用を理解する目安となります。

アルデヒド類

特徴	強壮、解熱、神経系の鎮静、免疫刺激作用。皮膚刺激が強いので低濃度で扱う。
代表的な成分	シトラール、シトロネラール、デカナール、バニリン、オクタナール
この成分を含む精油	ネロリ、レモングラスなど

エステル類

特徴	抗ウイルス、抗炎症作用のほか、神経系の鎮静作用。毒性が少ない。
代表的な成分	アンゲリカ酸エステル類、安息香酸エステル、酢酸フィチル、酢酸ベンジル、酢酸ボルニル、酢酸メンチル、酢酸ラバンジュリル、酢酸リナリル、安息香酸メチル、ブチル酸エステル類
この成分を含む精油	イランイラン、ジャスミン、クラリセージ、ベルガモット、ラベンダーなど

カルボン酸類

特徴	抗酸化作用がある。
代表的な成分	安息香酸、桂皮酸エステル
この成分を含む精油	ベンゾインなど

ケトン類

特徴	肝臓の機能を高めるほか、脂肪分解、かさぶたがつくられるのを助けるなどの作用がある。神経毒性があるので、多量に含む精油は扱いを慎重に。
代表的な成分	イソメントン、カンファー、cis-ジャスモン、ヌートカトン、ベチボン、ベチベロン、メチルペプテノン、メントン
この成分を含む精油	ペパーミント、ベチバーなど

酸化物（オキサイド）類

特徴	抗菌、抗ウイルス作用など。とても変化しやすく高温や酸素、水に弱い。皮膚刺激が強い。
代表的な成分	1,8シネオール、ビサボロール、ローズオキサイド
この成分を含む精油	ティートリー、ペパーミント、ローズ、ローズマリー、ユーカリなど

ジテルペンアルコール類

特徴	エストロゲン様作用があり、ホルモンに影響。抗菌作用。
代表的な成分	スクラレオール、フィトール
この成分を含む精油	クラリセージ、ジャスミンなど

セスキテルペンアルコール類

特徴	エストロゲン様作用があり、ホルモンに影響。抗菌、抗アレルギー作用。
代表的な成分	クシモール、サンタレン、サンタロール、セドロール、δ-カジネン、ネロリドール、ノルパチュレノール、フェニルエチルアルコール、パチュリアルコール、ベチベロール
この成分を含む精油	サンダルウッド､ネロリ､パチュリなど

セスキテルペン炭化水素類

特徴	おもに炎症を抑える作用。うっ滞除去、抗アレルギー作用なども。
代表的な成分	エレメン、カマズレン、β-カリオフィレン、パチュレン、ビサボレン、α-ファルネセン、β-ファルネセン、ベルベノン
この成分が多く含まれる精油	シダーウッド、ミルラなど

窒素含有物質

特徴	ジャスミンなどに含まれる香り成分。
代表的な成分	インドール
この成分を含む精油	ジャスミンなど

フェノール類

特徴	強い殺菌力。大量で長期に使うと肝臓への負担、皮膚刺激が起こりうる。
代表的な成分	オイゲノール、チモール、trans-アネトール、ヒノキチオール
この成分を含む精油	ヒノキ、フェンネル・スイート、ミルラなど

モノテルペンアルコール類

特徴	抗ウイルス、殺菌作用。免疫調整作用も。毒性が少ない。
代表的な成分	ゲラニオール、シトロネロール、テルピネオール、テルピネン-4-オール、ネロール、ボルネオール、メントール、ラバンジュロール、リナロール
この成分を含む精油	ゼラニウム、ペパーミント、ラベンダー、ローズ・オットーなど

モノテルペン炭化水素類

特徴	ほとんどの精油に含まれる成分。うっ滞除去、強壮、去痰、抗炎症作用など。
代表的な成分	δ-3-カレン、カンフェン、サビネン、γ-テルピネン、α-ピネン、β-ピネン、ミルセン、リモネン
この成分を含む精油	オレンジ･スイート､グレープフルーツ､ベルガモット、レモンなど

ラクトン類

特徴	血栓を防ぐ作用で、血圧降下させる。皮膚刺激、神経毒性があるので、多く含む精油の扱いに注意。
代表的な成分	ジャスミンラクトン、フロクマリン、ベルガプテン、ベルガモテン
この成分を含む精油	ジャスミン、ベルガモットなど

アロマテラピーの歴史

中東や中国、インドなどでは、3000 年以上前から植物の香りを病気の治療に利用していた記録があり、アロマテラピーの起源は紀元前にさかのぼります。その長い歴史の一部をここで紹介します。

Ⅰ 古代 クレオパトラも愛用 !?

古代エジプトでは、紀元前 3000 年頃から香料に対する関心が高く、神殿で儀式の際、乳香（にゅうこう）（フランキンセンス）や没薬（もつやく）（ミルラ）を用いていました。かのクレオパトラ7世がバラを入浴や香水に使ったという逸話も有名。香りでシーザーとアントニウスの心をとらえたそうです。

古代ギリシャでは、医学の父と呼ばれたヒポクラテスが芳香植物の有用性とマッサージの重要性を唱えていました。古代ローマでは医学者ディオスコリデスやガレノスが植物の効能に注目して活躍しました。

『旧約聖書』には、シバの女王がイスラエルのソロモン王に、乳香、白檀（びゃくだん）（サンダルウッド）を贈ったと記されています。『新約聖書』では、イエスの誕生の際に東方の三賢人が黄金、乳香、没薬を捧げ、イエスを葬るときには「ナルドの香油」が塗られたという記述があります。芳香植物が貴重なものであったことを象徴します。

Ⅱ 中世 ペスト時代に注目されたアロマ「泥棒のビネガー」

17 世紀、フランスでペスト（黒死病）が大流行したとき、感染を逃れて盗みを繰り返す 4 人の盗賊団がいたそうです。感染しなかった理由は彼らが体に塗った「秘薬」にあるのではとされました。

それは、当時予防効果があるとされたセージ、ローズマリー、ミント、シナモン、クローブ、ニンニク、カンファーなどを酢（ビネガー）に漬け込んだもの。当時、酢は食用のみならず、薬用、薬草成分の浸出用、また殺菌用として使われていました。このレシピは、消毒薬として 19 世紀末までフランスの薬局方で扱われていたそうです。

ハーブやスパイスの抗菌性が民間にも浸透していたという一例ですね。

Ⅲ 現代 美容や健康へ広がる可能性

20 世紀に入ると、「アロマテラピー」という言葉が誕生します。造り出したのはフランス人の化学者ルネ・モーリス・ガットフォセ。実験中に負ったやけどの治療にラベンダー精油を使ったところ、傷の治りが早かったというエピソードは有名です。彼が 1937 年に出版した『Aromathérapie』で、アロマテラピーは世に知られるようになりました。

フランスの軍医ジャン・バルネは、第二次世界大戦で負傷した兵士の治療に精油を用いて、その成果を著書『AROMATHERAPIE』にまとめました。また、フランスの生化学者マルグリット・モーリーは、美容と健康法に精油をとり入れることを考え、精油を植物油で希釈したオイルでマッサージ法を提唱。1961 年に上梓した『Le capital ‘Jeunesse’（最も大切なもの…若さ）』はイギリスで評判を呼び、「ホリスティック（包括的）・アロマテラピー」と呼ばれるようになりました。

3章

アロマテラピーの楽しみ方

アロマテラピーの
さまざまな使い方を紹介します。
最も簡単な芳香浴から、お風呂で楽しむ沐浴、
植物油を使ったトリートメントなど
どれも手軽なので、
目的に合った使い方をここで見つけて
今すぐアロマ生活を始めてみましょう。

芳香浴

空気中に精油を拡散させる芳香浴は、アロマテラピーを楽しむ最もポピュラーな方法です。
室内芳香器や身近な道具を使って簡単にできるので、
家の中だけでなく、外出先や仕事場など、場所や目的によっていろいろ楽しみましょう。

ハンカチなどを使って

ハンカチ（木綿地などでしみになってもよいもの）やティッシュペーパーを折りたたみ、精油を１、２滴たらして、テーブルや枕元に置いて香りを楽しみます。持ち歩いて、ときどき香りをかいでもいいでしょう。ただし、ハンカチにつけた精油が服や枕カバーなどを汚さないよう注意が必要です。

ハンカチのほかに化粧用コットン、キッチンペーパーなど、使い捨てできるものでも利用できます。

＼こんなときに！／

［仕事先でも］ハンカチやティッシュペーパーを使えば、外出先でも手軽に楽しめます。意識をクリアにするローズマリーなどがおすすめです。

マグカップなどを使って

マグカップやカフェボウルなど、少し深めの容器に湯を八分目まで入れ、精油を１、２滴たらします。テーブルやデスクなどに置いたり、みぞおちあたりに持ち、蒸気とともに立ちのぼる香りをかいで楽しみましょう。このときに、目を閉じて深呼吸すると、より効果的になります。

容器は使ったあとに洗っても香りが残る場合があるので、芳香浴専用にしておきます。

＼こんなときに！／

［忙しい朝に］マグカップ芳香浴ならとても簡単！ 毎朝の習慣に。フレッシュな柑橘系やペパーミントがおすすめです。

［旅先でも］部屋の臭いを消し、疲れを癒やすのに最適。マグカップや洗面器を利用し、ユーカリやラベンダーで。

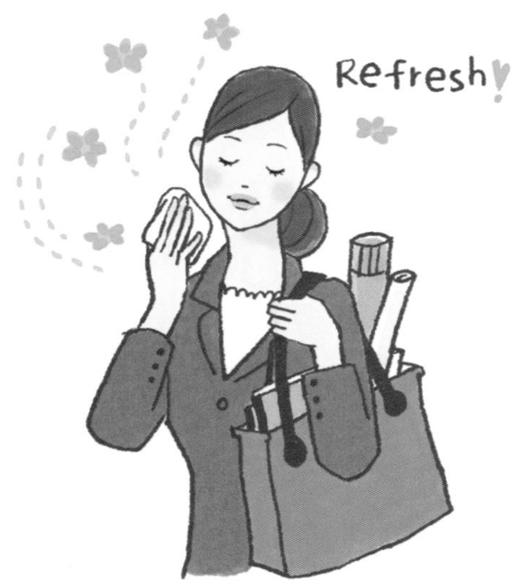

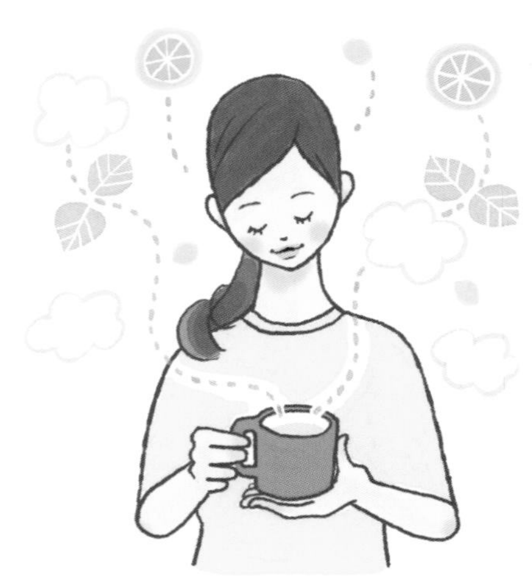

室内芳香器を使って

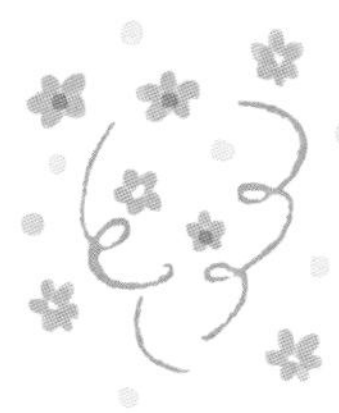

ディフューザー

おもに電動式で精油の芳香成分を空気中に拡散させる芳香器。指定の位置に精油をセットして使います。拡散力が強いので短時間で香りが広がり、持続時間が長いのが魅力です。精油に熱が加わらないため、芳香成分をそこないません。また、精油の微粒子を超音波でミストとともに拡散させるタイプもあります。

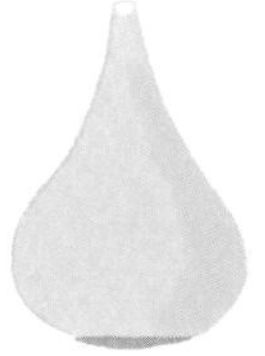

アロマライト

電球の熱で精油を温める器具がアロマライトです。火を使わないため、比較的安全。湯や水を入れて使うタイプもあります。受け皿に精油を1～5滴落とし、スイッチを入れると、徐々に精油が温められ、芳香成分が部屋に漂います。

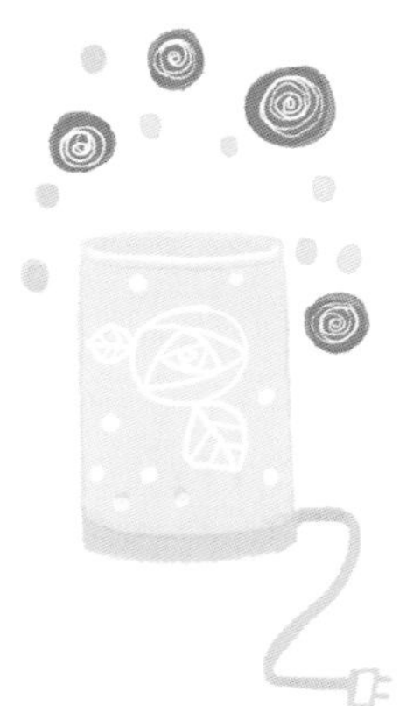

アロマストーン

ストーンという名称ですが、素焼きの陶器です。さまざまな形があり、精油を数滴たらすと、香りがふわっと空気中に拡散します。火や熱を使わないので玄関やベッドサイドなどに気軽に置けて、安全です。ただし、子どもやペットがさわれない場所に置きましょう。

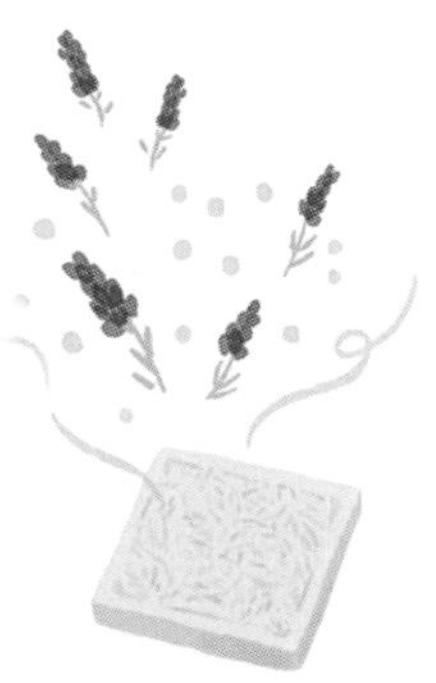

アロマスプレー

精油を少量の無水エタノールに溶かして水を加え、スプレー容器に入れます。スプレーして空気中に芳香成分を拡散します。寝室、リビング、玄関など、場所や用途に合わせて作っておけば、いつでも手軽に香りを楽しむことができます。

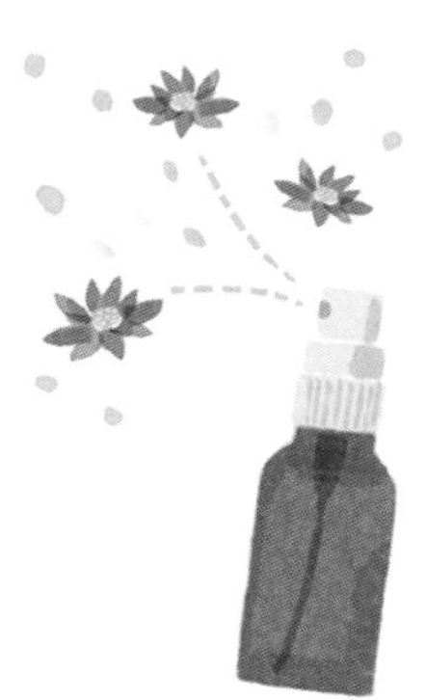

芳香浴の注意点

- 香りは10～20分の持続を目安に、部屋の換気を適宜し、長時間の連続使用は避けましょう。
- 精油の使用量を守りましょう。
- キャンドルを使う場合は、火気の取り扱いや置き場所に十分に気をつけましょう。
- 器具を使う際は、それぞれの取扱説明書を確認しましょう。
- 精油の保存場所は、直射日光を避け、冷暗所にしましょう。

沐浴（アロマバス）

浴槽などの湯に精油を落とし、香りを楽しむ方法です。
温熱による血行促進とリラクセーションなど入浴の効果がプラスされ、
精油の作用がより効率よく心身に働きかけます。

全身浴

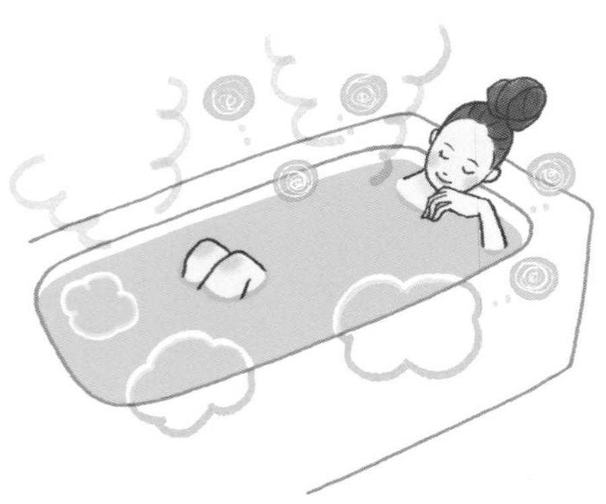

無水エタノールや植物油にまぜた精油を浴槽の湯に落とし、よくかきまぜてから、肩まで湯につかります。リラックスしたいときは38度くらいのぬるめの湯に長めに入り、リフレッシュしたいときは、40度くらいの少し熱めの湯がおすすめです。精油は湯には溶けないため、無水エタノールや植物油などの基材にまぜ、さらに天然塩やはちみつにまぜて肌への刺激を緩和します。植物油も湯に溶けないので湯に入れたらよくまぜること。浴槽や浴室ですべらないよう注意しましょう。

半身浴

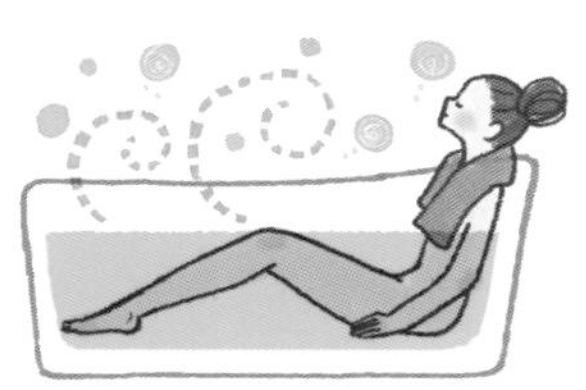

浴槽の湯に、みぞおちくらいまでつかるのが半身浴です。全身浴にくらべて下半身だけに水圧がかかるので心臓への負担が少なく、のぼせずに、ゆっくりと長時間つかることができます。全身の末端まで血行促進が期待でき、冷え性の改善、デトックスやダイエット、汗をたっぷりかきたいときにもおすすめです。全身浴と同様に無水エタノールにまぜて使います。湯温はぬるめで、20～30分リラックスしながらつかりましょう。上半身が冷えるので、肩にタオルをかけるなどの冷え防止対策も忘れないように。

足浴（フットバス）・手浴（ハンドバス）

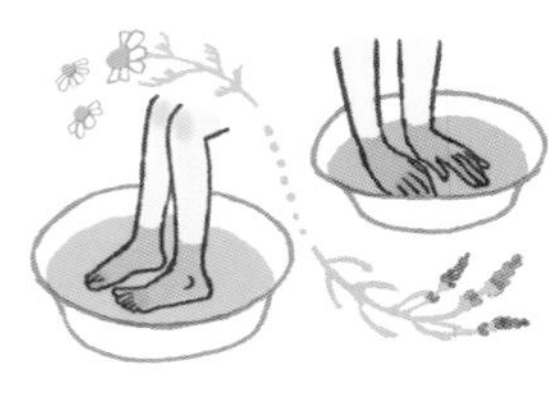

足浴は深めの洗面器やたらい、バケツなどに、少し熱めの湯を両足のくるぶしがつかる程度張り、無水エタノールにまぜた精油を入れ、5～20分足をつける方法です。足を温めることで全身の血行がよくなるので、冷え性や足のむくみにおすすめです。

手浴は、同様の器に張ったぬるめの湯に無水エタノールにまぜた精油を入れ、5～10分ほど手首までひたす方法です。腕から肩にかけても温まるので、冷え性のほか、肩こり、頭痛、手荒れの緩和にもなります。両ひじを湯にひたす、ひじ浴もおすすめです。

沐浴への注意点

- 肌への刺激の強い精油は沐浴に適さないので、使用を避けましょう。
- 精油の使用量を守りましょう。
- 精油は無水エタノールや植物油などで希釈して浴槽に入れましょう。

湿布、スチーム、吸入

**前述した基本的な使い方のほかにも、
芳香浴と沐浴の魅力をあわせ持つ手軽な方法として、
湿布や、鼻から吸入する方法などがあります。**

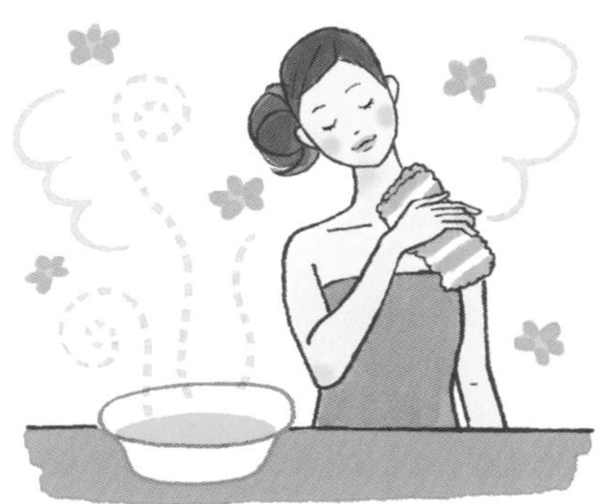

温湿布

洗面器に熱湯を入れて精油を1、2滴落とし、短冊状にたたんだタオルを湯にひたします。水面に浮かぶ精油をすくうようにしてしみ込ませ、タオルをとり出します。そのままねじってしぼり、精油が直接肌にふれないよう注意して、目が疲れたときに首の後ろに当てたり、腰痛のときに腰に当てたり、冷えたときにおなかに当てたりします。このときやけどをしないよう注意して。タオルが冷めるまで使いますが、温度が下がらないように上から蒸しタオルをかぶせると効果的です。

冷湿布

10～15度の冷たい水に精油を1、2滴落とし、短冊状にたたんだタオルを水にひたします。水面に浮かぶ精油をすくうようにしてしみ込ませ、タオルをとり出します。そのままねじってしぼり、精油が直接肌にふれないよう注意して、熱をもっているような部分に当てます。発熱している場合は、わきや首すじなど、リンパが集中しているところに当てるとよいでしょう。皮膚刺激がないかどうか確認しながら行います。

スチーム・吸入

スチーム吸入は、蒸気を顔全体に当てる方法で、のどの痛みや鼻水、鼻づまりをやわらげるのにおすすめです。肌の老廃物をとり除く効果もあるので、洗顔の前後に行うのもよいでしょう。

まず、洗面器に熱めの湯を張り、ラベンダーなどの精油を1～3滴落とします。乾いたバスタオルを頭からかぶって、洗面器の上20～30cmあたりにおおいかぶさり、目を閉じて蒸気を顔に当てます。時間は3～5分ほど、心地よいと感じることが大切です。蒸気を逃がさないようにするのがポイント。終わったら、冷水や化粧水で肌を引き締めます。やけどをしないように注意します。

また、p.60のハンカチやマグカップ芳香浴と方法は同じですが、目を閉じて深く深呼吸することで積極的に香りをとり込むことを吸入と呼びます。芳香成分が鼻から脳に届くため、おもに呼吸器の不調がやわらぎます。

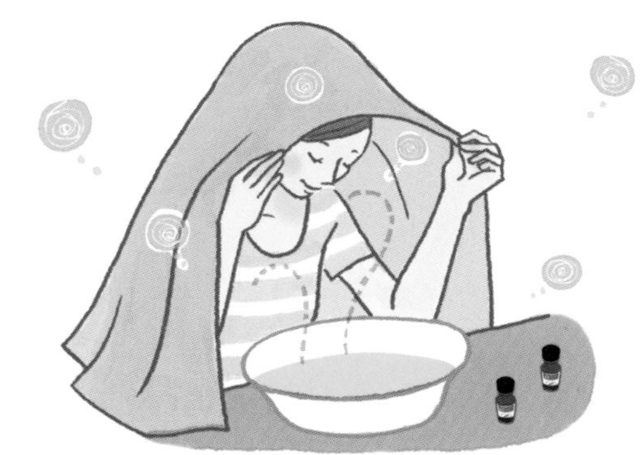

吸入への注意点

- ぜんそくの人、せきがひどく出ているときは蒸気が刺激となるので避けてください。
- やけどに注意しましょう。

アロマトリートメント

植物油に精油をブレンドして作ったトリートメントオイル（p.82）で行います。
精油の香りとトリートメントによる相乗効果が期待できます。
自宅でセルフケアを行うほか、アロマセラピストのいるサロンなどを利用しましょう。

トリートメントの前に

体を温め、ほぐしておく

トリートメント効果を上げるために、事前に体を温め、ほぐしておきます。入浴後が最適ですが、できない場合は、トリートメントする箇所を軽くもみほぐしたり、ボディブラシなどで軽くさすっておいてもよいでしょう。手浴や足浴や温湿布などで温めておくのも効果的です。特に、手が冷たいとケアする部分を冷やしてしまうので、ハンドバスなどをして温めておきましょう。

オイルの扱い方

手にとるオイルは控えめにします。多くとりすぎると、肌がすべってトリートメントがしにくくなる場合もあるからです。まずは、両手をこすり合わせるなどして手を軽く温め、小さじ１程度のオイルを手にとり、両手によくなじませてからトリートメントするところに使いましょう。

トリートメントする部位に、オイルを直接たらすのは控えましょう。

トリートメントの基本手技

もむ

親指か中指を肌に軽く押し当て、小さな円を描くようにもみ動かします。自分が気持ちいいと思うくらいの強さでもみます。顔などのデリケートな部分は力を入れすぎないよう、やさしくもみましょう。

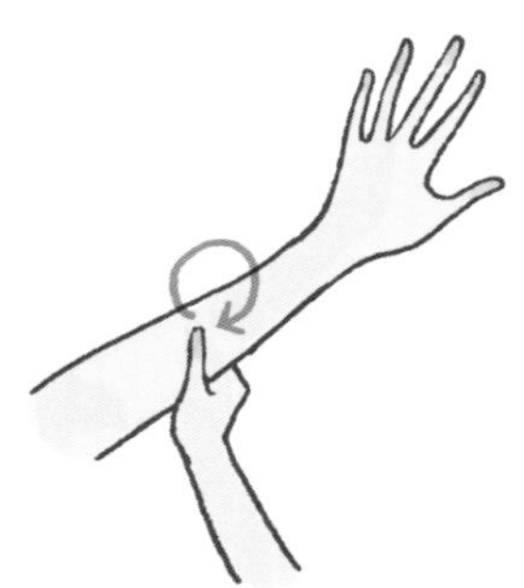

さする

摩擦で肌が温まる効果があります。手のひらや親指のつけ根、人さし指から小指の４本を使い、力が入りすぎないようリンパの流れに沿ってさすります。皮膚の表面を軽くさするだけでもかまいません。

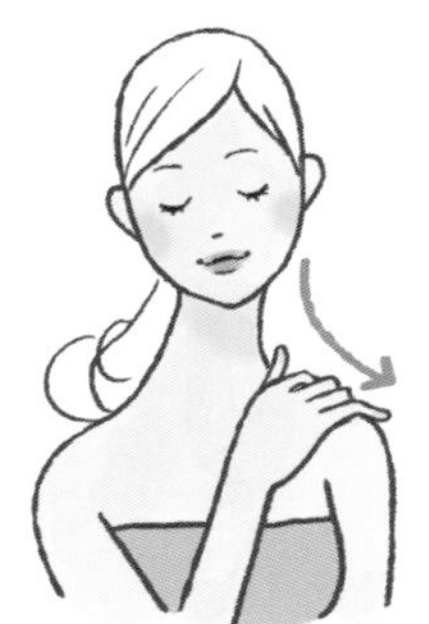

押す

親指、または中指を皮膚に当て、垂直方向にゆっくりと押します。また、人さし指、中指、薬指の３本の指を押し当て、親指のつけ根を使って広い範囲で圧をかける方法もあります。

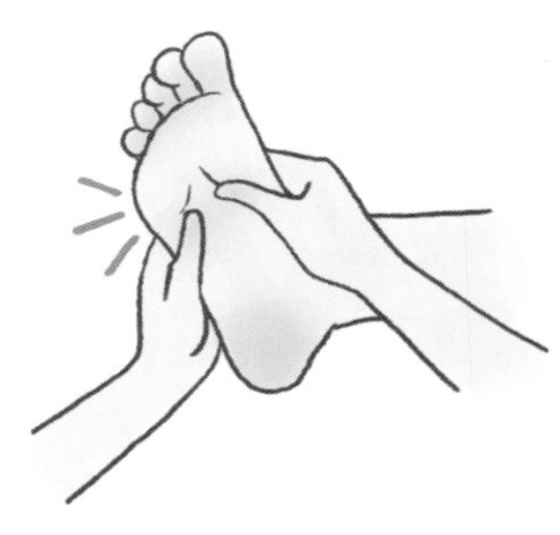

セルフトリートメントの方法

自分の目と手が届きやすい、手と足のセルフトリートメント方法を紹介します。疲れを感じる部分を、「気持ちいい」と感じるくらいの力で、やさしくさすりましょう。

ハンドトリートメント

1

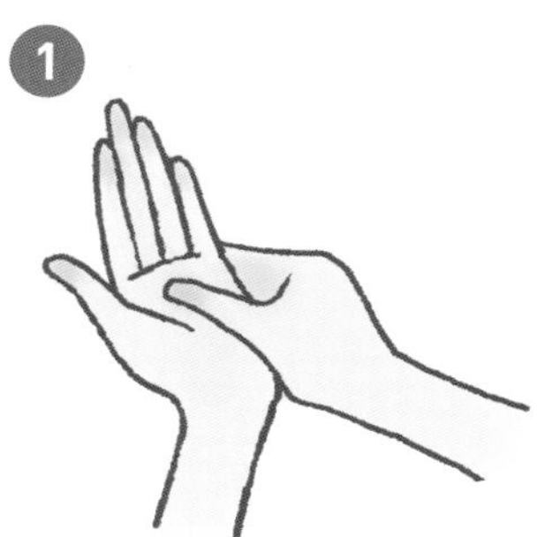

トリートメントオイルを両手になじませ、手の甲や手のひら全体を反対の手指でゆっくりと押したり、手指をさすったりします。

2

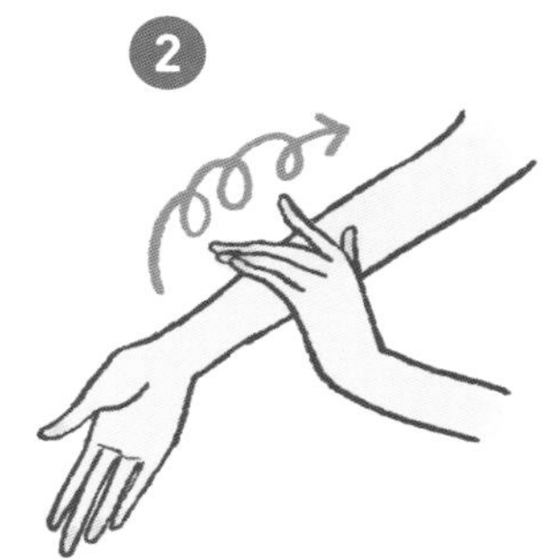

手首からひじまで、手で包み込むようにさすります。手首からひじへ向かって、腕の内側と外側をらせんを描くようにさすっても。

フットトリートメント

1

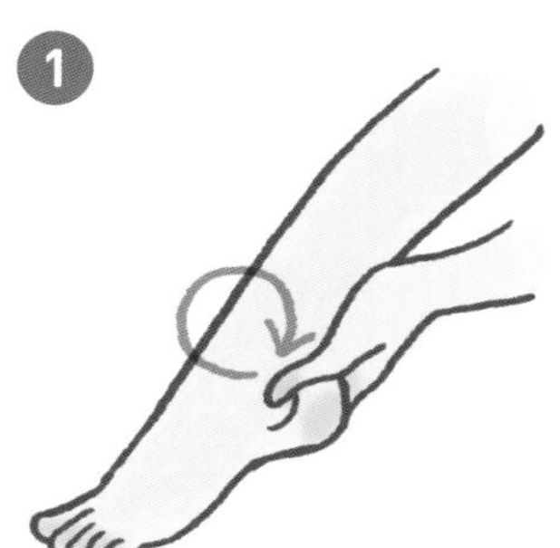

トリートメントオイルを両手になじませ、くるぶしまわりは丁寧に、くるくると手指で円を描くようにして、2～3回さすります。

2

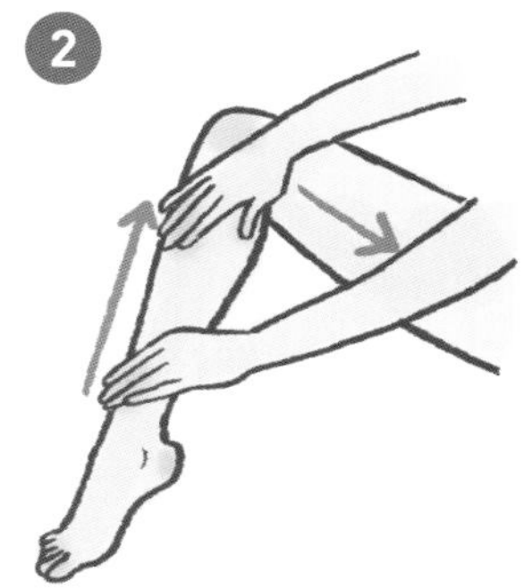

足首からひざまで両手で2～3回さすります。次に足首→ふくらはぎ→ひざうらを流すように下から上へと2～3回さすります。

アロマトリートメントのメリット

心身ともに、体調管理やスキンケアに役立つアロマトリートメント。ストレスによる緊張をやわらげ、自律神経のバランスをととのえるほか、肌をやさしくさすることで、血液やリンパ液の流れをよくし、余分な水分や老廃物を排出させます。アロマトリートメントは、多くの有効成分を含む植物油にまぜていることで美容にもよい働きがあります。

アロマクラフト

アロマクラフトとは、精油を使って作る石けん、スキンケアコスメや入浴剤などのこと。
刺激の強い精油を安全に安心して使うための、クラフト作りの基本を覚えましょう。

道具

アロマクラフトに使う、分量をはかったり、まぜ合わせたりする専用の道具を紹介します。

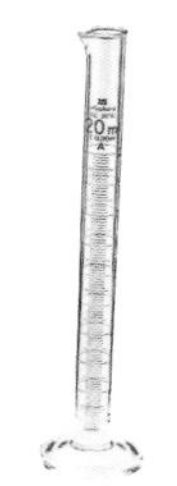

メスシリンダー

精油や植物油を1mℓ単位で正確にはかるときに必要。全体量が20mℓのものがよいでしょう。最小単位は0.2mℓからあります。使用後はぬるま湯の洗剤液につけたあと、流水で押し出すように洗います。精油を使った場合は最後に無水エタノールですすぎます。

ビーカーとガラス棒

植物油などの計量やブレンドに使います。香りが移らず、きれいに洗えるガラス製で、5mℓ単位で目盛りがあり、注ぎ口がついたもの、耐熱性がおすすめです。

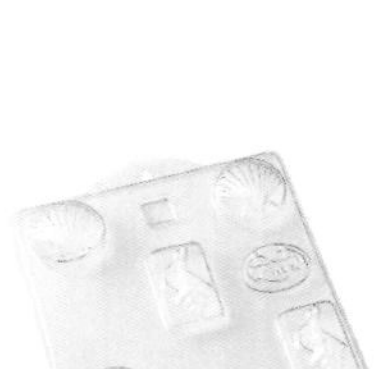

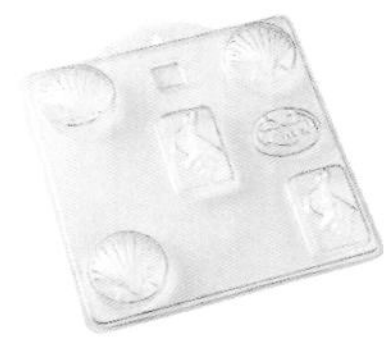

石けんの型

さまざまなモチーフが市販されていますが、押し出しやすく、ある程度の耐熱性があるシリコン製がよいでしょう。牛乳パックや、プリンの空きカップなどで代用も可能です。

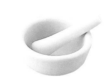

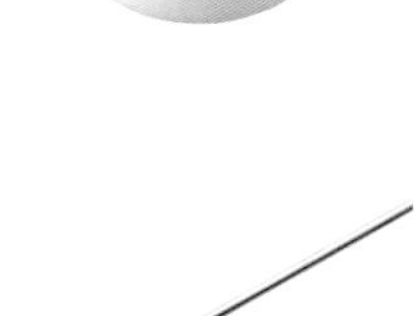

乳鉢（にゅうばち）と乳棒（にゅうぼう）

ハーブや天然塩などの材料をすりつぶすときや、クレイをまぜる作業などに使用します。乳棒を使って均一にまぜられ、粉が飛び散ることもありません。片手で持てるサイズがよいでしょう。

ミクロスパーテル

ごく少量をはかる耳かき型のスプーン。1杯は0.1g弱が目安。

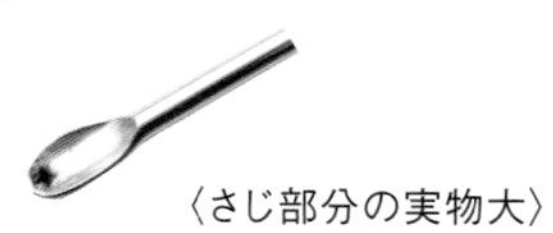

〈さじ部分の実物大〉

竹串、計量スプーン、小型泡立て器

竹串はクリームをまぜるときに、計量スプーンは植物油などの計量に、小型泡立て器は材料をまぜ合わせるときに使用します。料理用のものでも使えますが、アロマテラピー専用と決めておきましょう。このほか湯せんの場合はIHヒーター、バットが必要です。

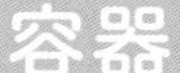

容器

清潔な遮光ガラスびんが最適です。

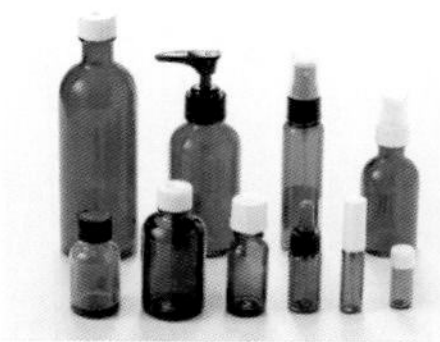

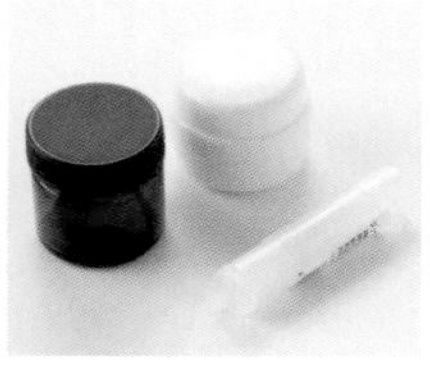

遮光（しゃこう）びん、保存容器

精油は紫外線や酸化によって変質しやすいので、アロマクラフトは茶、緑、青などの遮光びんで保存します。形状や大きさ、素材の違うさまざまなタイプがあります。使用する前に煮沸したり、消毒用エタノールを使うなどして殺菌消毒をしましょう。ガラスびんが最適です。ポリエチレンやPET容器は煮沸やアルコールNGのものがあるので注意。

材料

アロマクラフトを楽しむための基材や材料です。植物油については5章(p.139～)をご覧ください。

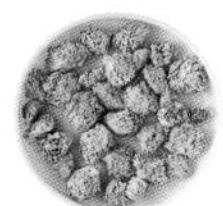
カモミール

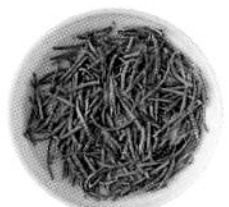
ローズマリー

ドライハーブ

カモミールやローズマリーなど、花や葉の形を残したものを、手作り石けんに加えて楽しみます。MPソープ素地に加えて固めたり、上部にはりつけて使います。

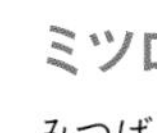

精製タイプ

未精製タイプ

ミツロウ

みつばちが巣を作るときに分泌するワックスを精製、加工したもの。色と香りをとり除いた精製タイプと、花粉やプロポリスなどを含む未精製タイプがあります。湯せんでいったん溶かしてハンドクリームやリップクリームに使います。

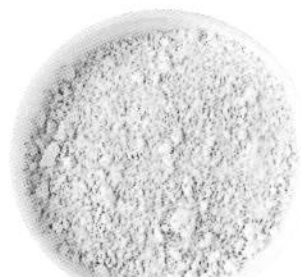

クレイ（カオリン）

スキンケア用のクレイ（粉末粘土）。カオリンは最も一般的で、血行を促して、毛穴や皮膚の老廃物を除去する作用があります。くすんだ肌色を改善するなど、美白効果も期待できます。

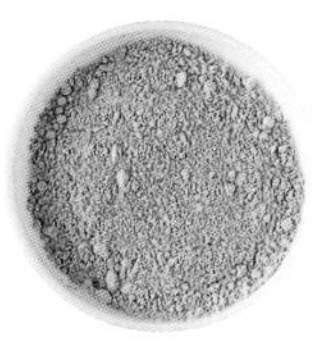

クレイ（モンモリオナイト）

パックの材料として、肌の老化した角質をとり除いてくれるクレイ。汚れの吸着力にすぐれ、敏感肌や乾燥肌の人にもおすすめ。殺菌力もあるので、ニキビが気になるときにもおすすめです。

粗塩

微粒子

天然塩

海水のミネラルをたっぷり含み、発汗作用があり、皮膚を清潔に保つ塩。体内の老廃物を排出する働きもあります。バスソルトやスクラブの基材として、精油を加えて使います。

MPソープ素地

無香料無着色で、グリセリン成分を含む石けん。湯せんや電子レンジで加熱して溶かし、精油を加えて固め、手作り石けんを作ります。

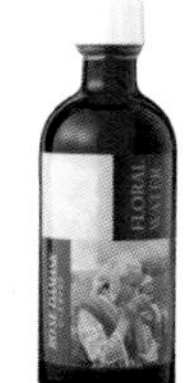

フローラルウォーター

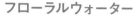

水蒸気蒸留法で精油を蒸留するときにとれる芳香蒸留水(p.86参照)。微量の精油成分が含まれます。ローズやラベンダーなどがあり、肌をなめらかにしたり保湿効果があるため、化粧水によく使われます。

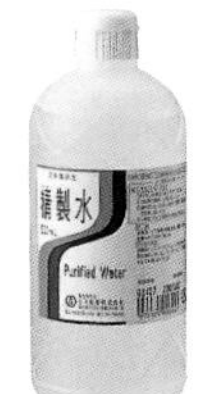

精製水

ミネラルや塩素などの不純物をとり除いた純度の高い水。アロマクラフトには水道水ではなく精製水を使うことが望ましく、特に化粧水などのコスメには必須です。薬局やドラッグストアなどで購入可能。

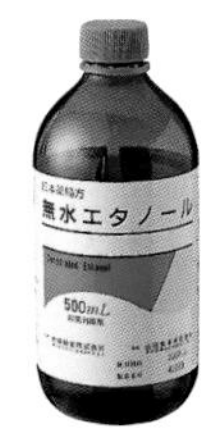

無水エタノール

度数が100%に近いエタノール（エチルアルコール）。精油を水にまざりやすくするための基材として使います。ほかに容器や道具を洗浄・殺菌するときにも使用可能。ドラッグストアなどで購入できます。

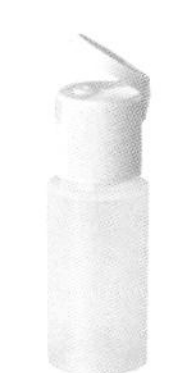

無香料石けんシャンプー

無香料、無着色の天然素材のシャンプー。これに精油や植物油を加えることで、自分の髪質に合ったシャンプーを作ることができます。

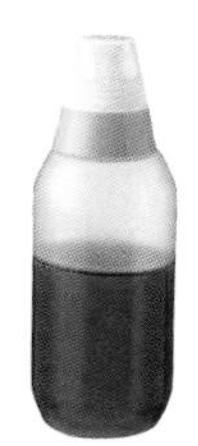

はちみつ

精油を加えて、入浴剤やパックとして使用します。保湿や抗炎症、殺菌などの作用をもち、甘い香りも楽しめます。

アロマクラフトを楽しむときの注意点

ここで紹介するアロマクラフトはどれも簡単に作れ、
暮らしの中で気軽に楽しめるものばかりです。
ただ、精油の希釈濃度や衛生管理には気をつけて安全性を高めましょう。

きちんと衛生管理を

使用する道具、作業する場所は清潔に保ち、手指を洗浄してから行います。清潔第一を心がけましょう。また使用後の道具は食器用洗剤でよく洗って乾かし、清潔に管理してください。

道具はアロマテラピー専用に

アロマクラフトを作るときに、竹串やボウルなどの調理器具を使うことが多くあります。必ず専用のものを用意して、調理用と兼用しないように。

精油の希釈度を守りましょう

アロマテラピーでは、肌に使う場合は精油を必ず希釈（薄めて使用）します。植物油などの素材の量に対して、精油の濃度が何%なのかを示すのが希釈濃度。その目安は下記のとおりです。

・ボディに使用する場合は1%以下
・フェイスに使用する場合は0.1 ～ 0.5%以下

ただし、これはあくまでガイドラインです。肌タイプや感じ方、体調などは個人差があります。特に顔などのデリケートな部分に使用する際は、ガイドラインよりもさらに低い濃度から使い始めることをすすめます。精油や植物油の種類、体質や体調によって肌に合わないことがあるので、希釈濃度には十分気をつけましょう。

※肌に異常を感じた場合はすぐに使用を中止し、治癒しない場合は医療機関を受診してください。

保存期間に注意

下記の期間を目安に、高温多湿を避けて冷暗所に保管し、早めに使い切りましょう。いずれにしても香りが変質したと感じたら使用を控えます。

・水が含まれるものはおよそ1～2週間
・植物油などが中心のオイルやクリームなどは1カ月程度。

精油の滴数の計算方法

たとえば植物油50mℓに対し、希釈濃度1%のトリートメントオイルを作るには、精油は何滴必要か計算してみましょう。一般的に精油1滴は0.05mℓとして計算します。

50mℓ × 0.01 ÷ 0.05mℓ = 10滴
（50mℓ：素材の量 ／ 0.01：濃度（1%） ／ 0.05mℓ：1滴は0.05mℓ ／ 10滴：必要な精油の滴数）

［精油の濃度と滴数早見表］ 1滴は0.05mℓ

素材の量＼濃度	0.5%	1.0%
10mℓ	1滴	2滴
20mℓ	2滴	4滴
30mℓ	3滴	6滴
50mℓ	5滴	10滴

※0.5%濃度にするための精油の滴数＝素材量（mℓ）×0.005（0.5%）÷0.05mℓ（1滴）
出典：公益社団法人日本アロマ環境協会発行『アロマテラピー検定公式テキスト1級・2級』

清潔アイテムのクラフト

清潔な生活を楽しむためのアロマクラフトを紹介します。
抗菌作用やリラックス作用のある精油を使うのがおすすめです。

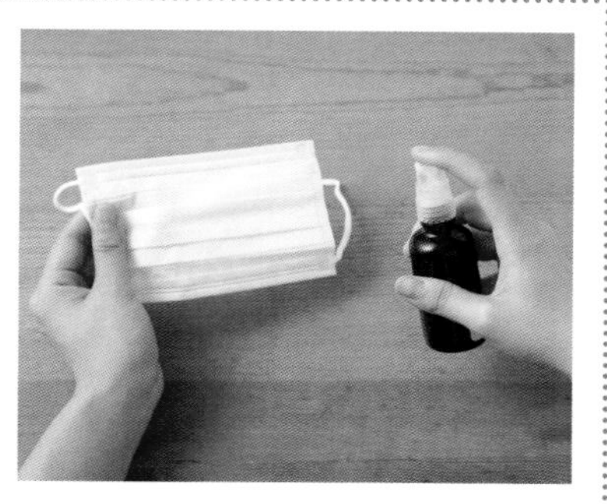

マスクスプレー

マスクライフをさわやかに演出し、
心地よくつけていられるように
してくれるスプレーです。

落ち着くラベンダーの香りで

抗菌作用のあるハーブ系の精油に、落ち着くラベンダーをプラス。マスクを入れる箱にも軽くスプレーしておくと、マスクをつけたときから、ほんのりと香りが楽しめます。

使い方

マスクの外側に1、2回スプレーし、マスクを20秒以上よく振って、乾かしてから装着する。
＊スプレーする際は、必ずマスクを外してスプレーしてください。
＊香りが強いと感じる場合は、しばらくおいてから装着してください。

保存　2週間を目安に使い切る。

材料

ユーカリ精油……2滴
レモングラス精油……1滴
ラベンダー精油……2滴
無水エタノール……5mℓ
精製水……25mℓ

道具

ビーカー、ガラス棒、
遮光ガラススプレー容器

作り方

1 ビーカーに無水エタノールを入れ、精油を順番に加えて、ガラス棒でよくまぜる。

2 精製水を加えてさらによくまぜ合わせてから、スプレー容器に移す。

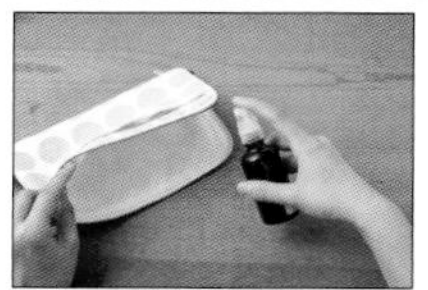

マスクケースも吹きつけて
おくと、ほんのりよい香りに。

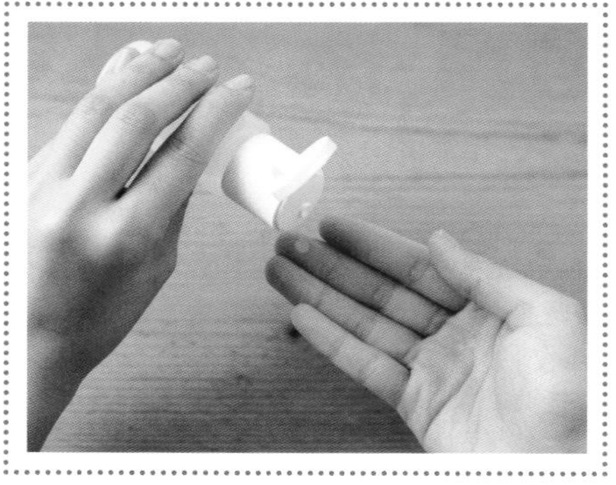

アルコールハンドジェル、ハンドスプレー

手指を清潔にするため出番の多いハンドジェルは、
キサンタンガムという植物性のジェルベースを使うと、
簡単に手作りできます。
材料をシンプルにすればハンドスプレーにも。
精油の種類が選べるので、好みの香りが楽しめます。

材料（共通。スプレーは★のみ）

★ラベンダー精油……3滴
★ゼラニウム精油……2滴
★無水エタノール……20mℓ
キサンタンガム
……ミクロスパーテル10杯
グリセリン……2g
★精製水……20mℓ

道具

（ジェル）
ビーカー2個、ガラス棒、デジタルスケール、ボトル容器　ミクロスパーテル

（スプレー）
ビーカー、ガラス棒、スプレー容器

作り方

（ジェル）

1 ビーカーにグリセリンを入れ、キサンタンガムを加えて、ガラス棒ですりつぶすようによくまぜる。ダマにならないよう注意する。

2 精製水を少しずつ加えながら、よくまぜる。

3 別のビーカーに無水エタノールを入れ、精油を順番に加えて、ガラス棒でよく混ぜる。**2**に加え入れて、さらによくまぜてボトル容器に入れる。

（スプレー）

1 ビーカーに無水エタノールを入れ、精油を順番に加えて、ガラス棒でよくまぜる。

2 精製水を加えてさらによくまぜ合わせてから、スプレー容器に移す。

使い方

少量を手のひらにとり、指先を中心に乾くまですりこむ。
持ち歩く際には、もれないよう、ふたをしっかり閉める。
※アルコールの量が多く刺激が強いので、つけるのは少量にすること。

保存 冷蔵庫で保存。2週間を目安に使い切る。

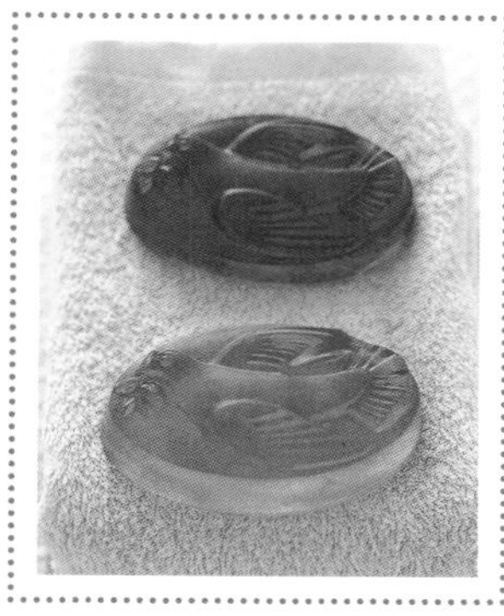

ボディソープ

市販の石けん素材である「MPソープ」に精油をまぜて固めただけの簡単レシピです。石けん用や、製菓用の型でも作れます。いろいろな形にトライしてみましょう。

ベルガモットのリラックスソープ

ストレスや緊張で高ぶった神経をしずめ、おだやかな気分へと導く作用のあるベルガモットなど柑橘系の精油で、心と体をリラックス。さっぱりとした洗い上がりです。

材料

ベルガモット精油 …… 10滴
グレープフルーツ精油 …… 5滴
オレンジ・スイート精油 …… 5滴
Ⓐ はちみつ …… 大さじ1
Ⓑ MPソープ素地 …… 100g

道具

ビーカー、竹串、計量スプーン、はかり、ソープ型、電子レンジ

使い方

よく泡立ててから使う。

作り方

1 ビーカーにⒷを入れ、電子レンジ（500W）で約1分加熱して溶かす。

2 完全に溶けたら、Ⓐを加えて竹串で手早くよくまぜ、精油を順番に加えてさらにまぜる。

3 型に流して1時間ほどおいて固まったら、型からとり出す。風通しのよいところで3～4日乾燥させる。

常温または冷蔵庫で保存。3カ月を目安に使い切る。

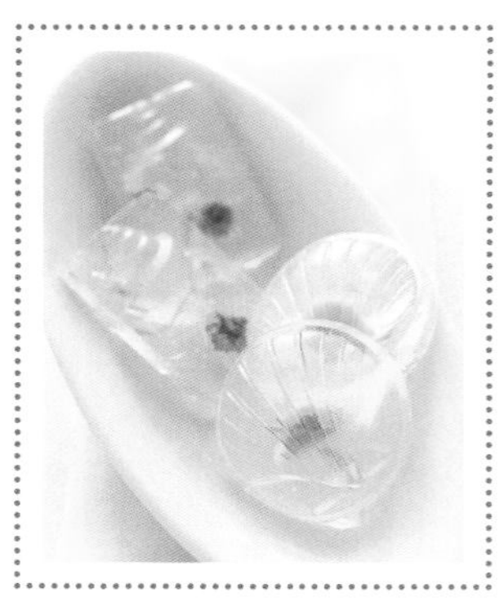

ハンドソープ

精油をMPソープに加えますが、ボディソープと同じ割合でOK。
すぐに使わないときはラップで包んで密封し、
冷蔵庫に入れておくと、香りが長もちします。

ティートリーの抗菌&消臭ハンドソープ

ティートリーの鋭い香りで気分が一気にリフレッシュする石けん。抗菌作用が高く、帰宅後の手洗いには特におすすめです。手だけではなく、体にも使用できます。

材料

ティートリー精油……15滴
ペパーミント精油……5滴
Ⓐ 好みのドライハーブ……適量
Ⓑ MPソープ素地……100g

道具

ビーカー、竹串、はかり、ソープ型、電子レンジ

使い方
よく泡立ててから使う。

作り方

1 ビーカーにⒷを入れ、電子レンジ（500W）で約1分加熱して溶かす。
2 完全に溶けたら、精油を順番に加えて、竹串で手早くよくまぜる。
3 型に流し入れ、Ⓐを加えて軽く竹串でまぜ、1時間ほどおいて固まったら、型からとり出す。風通しのよいところで3～4日乾燥させる。

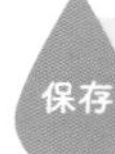

常温または冷蔵庫で保存。3カ月を目安に使い切る。

香水&デオドラントのクラフト

天然の香りを楽しむと同時に、体や心にもたらす作用も期待できます。
まぜるだけで簡単にでき上がり、外出先でも手軽にアロマをまとえるのが魅力です。

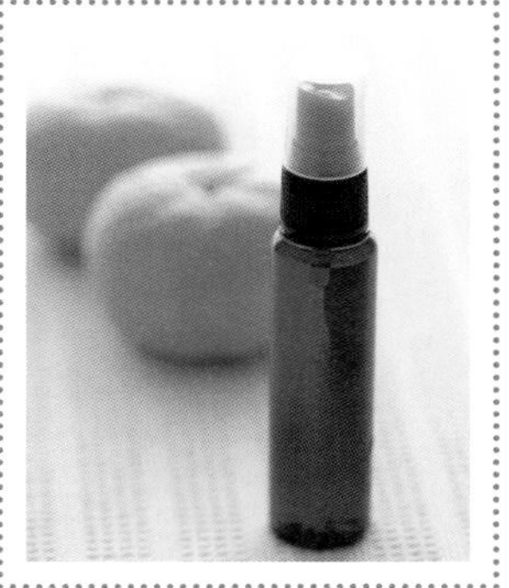

オーデコロン

精油を無水エタノールと精製水で希釈して作ります。
遮光スプレー容器に入れて持ち歩くと
どこでもアロマテラピーを楽しめ、
周囲にもふんわり香ります。

ユズの香りの リラックス・オーデコロン

好感度の高いユズは、オーデコロンにぴったり。気持ちが前向きになるので、多くの場面で使えます。使う精油をかえると、デオドラント効果のあるボディスプレーにもなります。

材料

ユズ精油……5滴
オレンジ・スイート精油……3滴
ベルガモット精油……2滴
無水エタノール……10mℓ
精製水……40mℓ

道具

ビーカー、ガラス棒、
遮光ガラススプレー容器

使い方

使う前によく振ってまぜ、手首や足首、胸元などにスプレーする。
＊顔にかからないよう注意する。

冷蔵庫で保存。2週間を目安に使い切る。

作り方

1 ビーカーに無水エタノールを入れ、精油を順番に加え、ガラス棒でよくまぜる。

2 精製水を加えてさらによくまぜ合わせてから、遮光ガラススプレー容器に移す。

＊ユズとベルガモット精油に光毒性（p.51参照）があるため、使用後12時間は紫外線に当たらないよう注意。

香油

植物油5mℓに精油5滴の濃い配合で、アルコールベースのコロンより長く香ってくれます。ホホバオイルは酸化しにくいので、もちがよくて携帯するのに便利です。

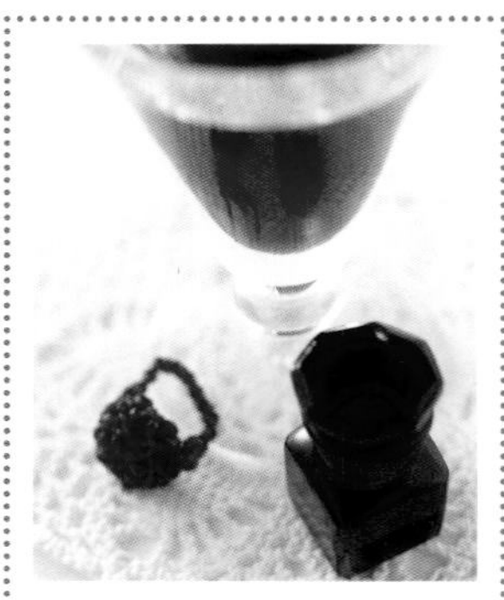

心をしずめる ジャスミンの香油

媚薬としても使われたジャスミンには、女性ホルモンのバランスを調整したり、気持ちの高ぶりをしずめる力があり、おだやかな気分へと導いてくれます。

材料

ジャスミン精油 …… 1滴
ローズ精油 …… 1滴
サンダルウッド精油 …… 2滴
ラベンダー精油 …… 1滴
Ⓐ ホホバオイル …… 5mℓ

道具

ビーカー、ガラス棒、遮光びん

作り方

1 ビーカーにⒶを入れ、精油を順番に加える。
2 ガラス棒でよくまぜ合わせてから、遮光びんに移す。

使い方

使う前によく振ってまぜ、手首などに少量塗る。

保存

冷暗所で保存。1カ月を目安に使い切る。

ルームスプレー

無水エタノールと精製水で希釈します。消臭など、短時間で香りをかえたい際に便利。空気がさっと清められます。

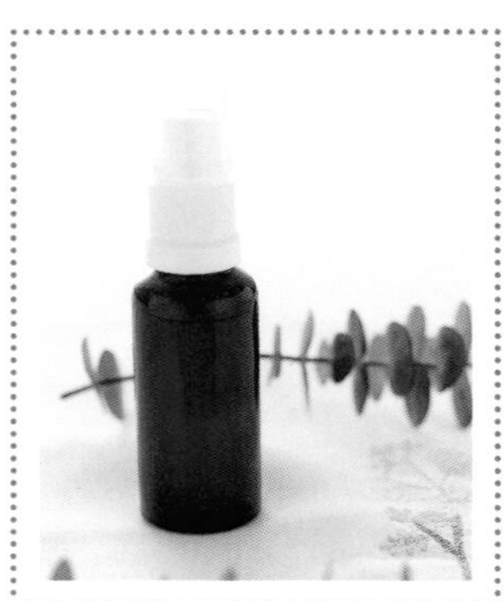

ユーカリとミントの 空気清浄ルームスプレー

免疫力を高め抗菌作用もあるユーカリで作ったスプレーに、ペパーミントで殺菌力とさわやかさをプラス。消臭はもちろん、風邪や鼻炎の気になる季節に特におすすめです。

材料

ユーカリ精油 …… 3滴
ペパーミント精油 …… 1滴
レモン精油 …… 2滴
無水エタノール …… 5mℓ
精製水 …… 25mℓ

道具

ビーカー、ガラス棒、遮光ガラススプレー容器

作り方

1 ビーカーに無水エタノールを入れ、精油を順番に加えて、ガラス棒でよくまぜる。
2 精製水を加えてさらによくまぜ合わせてから、スプレー容器に移す。

使い方

使う前によく振ってまぜ、部屋にスプレーする。

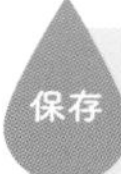
保存

冷蔵庫で保存。2週間を目安に使い切る。

バスタイム&ソープのクラフト

精油を直接浴槽の湯に入れるとまざりにくく、精油によっては刺激があることも。
天然塩や植物油などを基材に使うと、精油の芳香作用に美肌などの作用なども期待できます。

バスソルト

精油を天然塩にまぜた入浴剤は、
ミネラルなど有効成分が楽しめて、
また発汗も高まりデトックス作用もプラス。

リラックスして肌つるつるになる ヒノキのバスソルト

ヒノキの香りでゆったりとおだやかな気分に導かれる、リラックス効果が高い入浴剤。精油のもつ、肌の活性、鎮静、消臭作用も加わります。

材料【約10回分】

ヒノキ精油……20滴
Ⓐ天然塩……300g
　セージパウダー……大さじ1
無水エタノール……30mℓ

道具

ボウル、ビーカー、ガラス棒、計量スプーン、ガラス容器

作り方

1 ボウルにⒶを入れ、スプーンなどでよくまぜ、ガラス容器に移す。

2 使用する際に、ビーカーに無水エタノール5mℓを入れ、精油を1〜2滴加えてよくまぜる。1を大さじ1〜2杯加えてさらにまぜる。

使い方

浴槽に湯を入れて、**2**を加えてよくまぜ、入浴する。

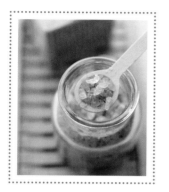

冷暗所で保存。1カ月を目安に使い切る。

※天然塩は湿気に弱いので注意する。

＊精油は、まぜて保存せず、使用するつど入れる。

バスオイル

親油性が高い精油を、植物油にまぜてから湯に入れると皮膚への浸透性も高まり、沐浴にぴったりです。植物油なら数回分作りおきできるのもうれしいポイント。

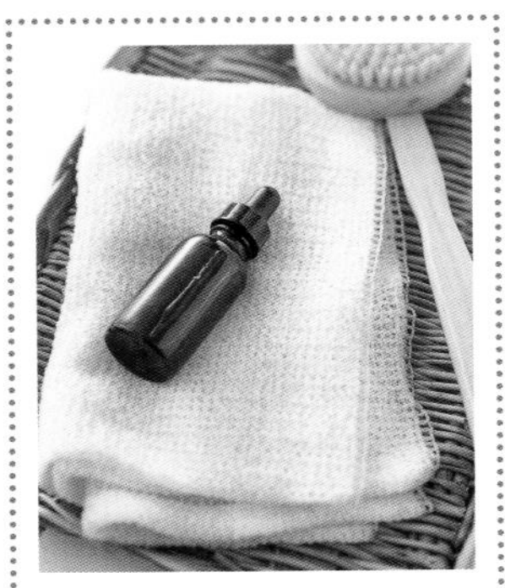

デトックス作用のある ジュニパーベリーのバスオイル

ジュニパーベリーには体内の老廃物を排出する働きがあり、むくみの解消に役立ちます。

材料【約6回分】

ジュニパーベリー精油……4滴
ローズマリー精油……4滴
グレープフルーツ精油……12滴
Ⓐ ホホバオイル……30mℓ

道具

ビーカー、ガラス棒、遮光びん

作り方

1 ビーカーにⒶを入れ、精油を順番に加える。

2 ガラス棒でよくまぜ合わせてから、遮光びんに移す。

＊グレープフルーツに光毒性（p.51参照）があるため、使用後12時間は紫外線に当たらないよう注意。

使い方

浴槽に湯を入れて、よく振ってから、バスオイル小さじ１を加えてよくまぜ、入浴する。

冷暗所で保存。
１カ月を目安に使い切る。

シャンプー

市販の無香料シャンプーに精油を加えるだけで簡単にアロマシャンプーが楽しめます。精油の香りは飛びやすいので、一度に作る量は少なめにしましょう。

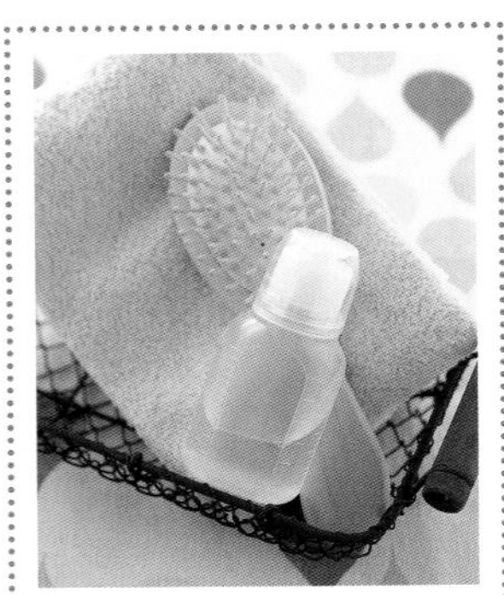

サイプレスの作用で 地肌もすっきりするシャンプー

爽快感のあるシャンプー。サイプレスはデオドラント効果にすぐれ、汗を抑えて頭皮からすっきりします。

材料

サイプレス精油……4滴
ローズマリー精油……2滴
レモン精油……4滴
Ⓐ 無香料石けんシャンプー……50mℓ
無水エタノール……5mℓ

道具

ビーカー、ガラス棒、シャンプー容器

作り方

1 ビーカーに無水エタノールを入れ、精油を順番によくまぜる。

2 1にⒶを1/3量加えてガラス棒でよくまぜる。

3 残りのⒶを加え、ガラス棒を下から大きく動かして、全体をまぜ合わせてから、シャンプー容器に移す。

＊レモンに光毒性（p.51参照）があるため、使用後12時間は紫外線に当たらないよう注意。

使い方

手のひらに適量をとり、よく泡立てて頭皮をマッサージするように洗う。

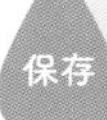

常温で保存。
１カ月を目安に使い切る。

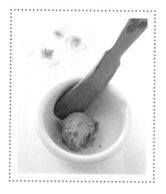

フェイスパック

天然のクレイは、余分な皮脂をオフして
汚れがとれて肌が明るくなる、うれしい素材。
精油をまぜ、直接顔にパックして皮膚に成分を浸透させましょう。
1回分作るのが基本。

疲れた肌を天然パックでリカバー

皮脂バランスをととのえ、肌の炎症などをやわらげる作用のあるゼラニウムをクレイに加えると、疲れた肌をいたわるパックになります。

材料【1回分】

ゼラニウム精油……1滴
Ⓐ スイートアーモンドオイル……小さじ1
Ⓑ クレイ(モンモリオナイト)……大さじ1
精製水……大さじ1

道具

乳鉢、ビーカー、乳棒またはへら、計量スプーン

作り方

1 乳鉢にⒷを入れ、精製水を加えてしばらくおく。水分が浸透したら、乳棒またはへらでペースト状になるまでよく練りまぜる。

2 ビーカーにⒶを入れ、精油を加えてよくまぜ、1にゆっくり加えて練り合わせる。

使い方

1 洗顔後、水けをふきとってから目と口のまわりを避けてパックを塗る。
2 3～5分そのままおいて、ぬるま湯でやさしく洗い流す。
3 水けをふきとり、化粧水で肌をととのえる。

保存 1回で使い切る。

手作りアロマクラフトは売ってもいい?

バザーやインターネット上では個人が簡単に物を販売することができます。しかし、アロマクラフトの多くは化粧品の範疇です。日本では許可なく化粧品を製造・販売することは法律違反となります(「医薬品、医療機器等の品質、有効性及び安全性の確保等に関する法律」による)。また、「やせる」「しみが消える」など、アロマクラフトに美容や医療の効果効能があるように他人に説明することも認められていません。もしトラブルになった場合は、法律的な責任を問われることがあります。

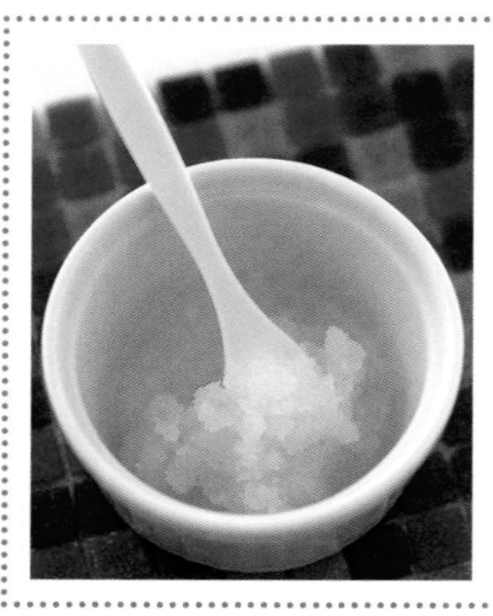

ボディスクラブ

天然塩をすりつぶして作るスクラブで
ボディをさすると、肌をすべすべにする効果が大。
粒の大きさを粗めにするか、細かめにするかは好みで選びましょう。

グレープフルーツの引き締め ボディスクラブ

老廃物の排出を促し、むくみやセルライトを予防・改善するとされるグレープフルーツの精油を使ったスクラブ。天然塩が精油の作用とともに体を引き締めてくれます。

材料【1回分】

パルマローザ精油 …… 1滴
グレープフルーツ精油 …… 2滴
Ⓐ ホホバオイル …… 15mℓ
Ⓑ 天然塩（微粒子）…… 大さじ1

道具

乳鉢、ビーカー、乳棒、計量スプーン

作り方

1 乳鉢にⒷを入れる。天然塩が微粒子でない場合は、パウダー状になるように乳棒ですりつぶす。

2 ビーカーにⒶを入れ、精油を順番に加えてよくまぜ、1に加えて、乳棒でさらによくまぜる。

使い方

1 手のひらに少量をとり、軽く洗って肌をやわらかくしたかかとやひじ、ひざなどをやさしくトリートメントする。
2 ぬるま湯で軽く洗い流し、クリームなどで肌をととのえる。

保存 1回で使い切る。

手作りアロマクラフトはプレゼントOK？

アロマクラフトは、無料でさしあげるならよいのでしょうか？　プレゼントすること自体を禁じる法律はありませんが、個人が手作りしたものは、安全性や品質に関して保証がありません。できれば自分で楽しむために使いましょう。もしプレゼントする場合には、家族や親しい友人のみを相手とし、自分が作ったものであり、使用方法、肌へのトラブルなどに十分注意が必要だと説明しましょう。また、アロマトリートメントも、他人に施すには十分な説明が必要です。

スキンケアのクラフト

精製水に精油をプラスした化粧水や、植物油などに保湿効果の高い精油を加えたクリームなど、
天然のスキンケアコスメも手軽に作れます。
保湿やデオドラント効果など、肌の状態や目的に合わせた精油を選びましょう。

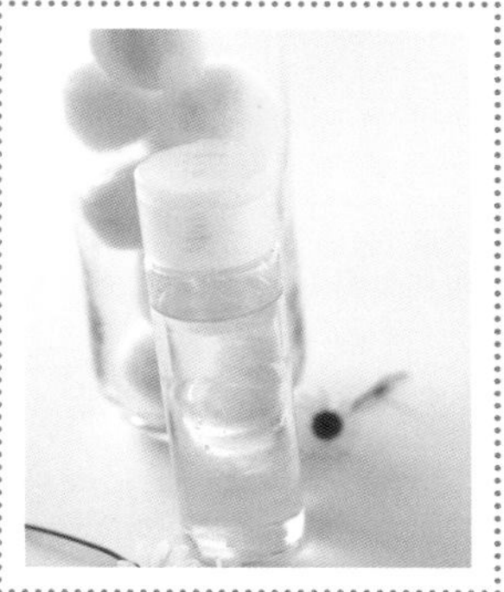

スキンローション

精油を植物油で希釈し、精製水で薄めると
スキンローションが作れます。
目的に合った精油と植物油を選びましょう。
しっとり、さっぱりなど、使用感は植物油の量で調整可能。

カモミール・ローマンの保湿用スキンローション

肌荒れや乾燥肌を改善するカモミール・ローマン。デリケートな肌やトラブルをかかえた肌をいたわります。グリセリンを加えて、保湿力を高めます。

材料

カモミール・ローマン精油……2滴
グリセリン……1mℓ
精製水……48mℓ
無水エタノール……1mℓ

道具

ビーカー、ガラス棒、
メスシリンダー、遮光びん

作り方

1 ビーカーに無水エタノールを入れ、精油を加えてガラス棒でよくまぜる。

2 グリセリンを加え、よくまぜる。

3 精製水を加えてさらによくまぜ合わせてから、遮光びんに移す。

使い方

使う前によく振ってまぜ、コットンにたっぷり含ませ、顔全体にパッティングする。

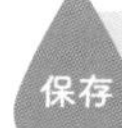

冷蔵庫で保存。2週間を目安に使い切る。

ボディクリーム

ミツロウと植物油を熱で温めて溶かし、精油を加えるとクリームができます。手順が多く、道具も必要となりますが、作業はさほど難しくありません。

ネロリのアンチエイジングクリーム

肌に弾力を与え、たるみを防ぐ働きのあるネロリのクリームです。ホホバオイルで、しっとり感も。

材料

フランキンセンス精油 …… 1滴
ネロリ精油 …… 1滴
Ⓐ ミツロウ …… 4g
　ホホバオイル …… 20mℓ
ローズウォーター …… 2mℓ

道具

IHヒーター、バット、ビーカー、竹串、小さめの泡立て器、はかり、メスシリンダー、クリーム容器

作り方

1. IHヒーターに水を張ったバットをのせ、ビーカーにⒶを入れバットにつけて加熱し、竹串でゆっくりとまぜながらミツロウを溶かす。
2. ローズウォーターを1と同様に70度くらいに温め、1に少しずつ加え、泡立て器でよくまぜる。
3. 容器に移して竹串でまぜながら冷ます。まわりがうっすらと固まってきたら、精油を順番に加えてさらによくまぜ、固まるまでそのまま静かにおく。

使い方

手のひらに少量をとり、気になるところに塗る。

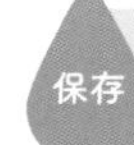

保存

冷暗所で保存。1カ月を目安に使い切る。

ハンドクリーム

ハンド用のクリームはのびをよくし、肌の保護力を高めるため、水性基材は加えません。植物油も炎症を抑えるものを選びましょう。

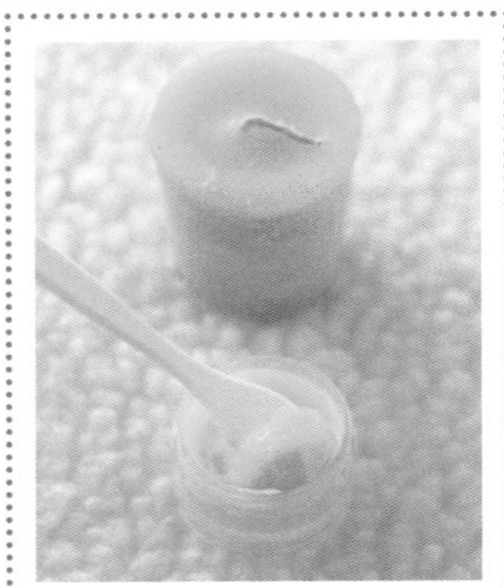

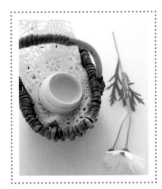

サンダルウッドの保湿用ハンドクリーム

サンダルウッドは、肌をやわらかくし、肌荒れやひび割れを改善する働きをもっており、乾燥肌やあかぎれなどにも効果的です。

材料

サンダルウッド精油 …… 2滴
ゼラニウム精油 …… 2滴
Ⓐ ミツロウ …… 3g
　ホホバオイル …… 14mℓ
　カレンデュラオイル …… 4mℓ

道具

IHヒーター、バット、ビーカー、竹串、はかり、メスシリンダー、クリーム容器

作り方

1. IHヒーターに水を張ったバットをのせ、ビーカーにⒶを入れバットにつけて加熱し、竹串でゆっくりとまぜながらミツロウを溶かす。
2. ミツロウが完全に溶けたら容器に移し、竹串でまぜながら冷ます。まわりがうっすらと固まってきたら、精油を順番に加えてさらによくまぜ、固まるまでそのまま静かにおく。

使い方

手のひらに少量をとり、トリートメントするように塗る（p.65参照）。

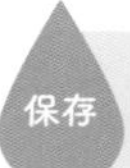

保存

冷暗所で保存。1カ月を目安に使い切る。

リップクリーム

体の皮膚の中でも刺激に敏感な唇に塗るリップクリームは、精油を使いません。専用の容器はアロマテラピーショップなどで購入可能です。

しっとり感バツグンの ミツロウのリップクリーム

荒れた肌をいたわるカレンデュラオイルが、唇のしわに深く浸透するリップクリーム。唇本来のつやをとり戻し、若返らせてくれるでしょう。

材料

ミツロウ …… 2g
シアバター …… 1g
カレンデュラオイル …… 15mℓ

道具

IHヒーター、バット、ビーカー、竹串、はかり、計量スプーン、リップ用容器

作り方

1 IHヒーターに水を張ったバットをのせ、ビーカーに材料をすべて入れバットにつけて加熱し、竹串でゆっくりとまぜながら溶かす。

2 ミツロウが完全に溶けたら容器に流し入れ、固まるまで静かにおく。

使い方

唇が乾いたときに、薄く塗る。

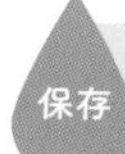

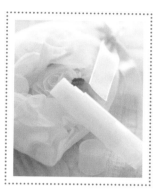

保存

常温で保存。1カ月を目安に使い切る。

ネイルクリーム

保湿成分がたっぷり入ったミツロウに、爪を強くして成長を促す働きがある精油をまぜると、ネイル用のクリームのでき上がり。少量をとって爪をマッサージしましょう。

爪を保湿して強くする レモンのネイルクリーム

レモン精油には、爪を強くつややかにする作用があるといわれます。爪の生えぎわに塗布しながらのばすと、さわやかな香りで気分もすっきり。

材料

レモン精油 …… 2滴
Ⓐ ミツロウ …… 2g
アボカドオイル …… 2mℓ
ホホバオイル …… 10mℓ

道具

IHヒーター、バット、ビーカー、竹串、はかり、メスシリンダー、クリーム容器

作り方

1 IHヒーターに水を張ったバットをのせ、ビーカーにⒶを入れバットにつけて加熱し、竹串でゆっくりとまぜながら、ミツロウを溶かす。

2 ミツロウが完全に溶けたら、容器に移し、まぜながら冷ます。まわりが固まってきたら、精油を加えてさらによくまぜ、固まるまでそのまま静かにおく。

＊レモンに光毒性（p.51参照）があるため、使用後12時間は紫外線に当たらないよう注意。

使い方

少量をとり、円を描くようにするように爪のつけ根に塗る。

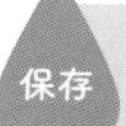

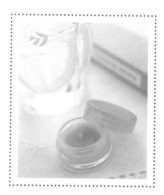

保存

冷暗所で保存。1カ月を目安に使い切る。

日常をケアするクラフト

手作りクラフトは、多少手間がかかりますが、安心な素材を選んで使えるところが魅力です。
緊張をほぐしたり、疲れをとるクラフトで、ふだんから心と体のケアを心がけましょう。

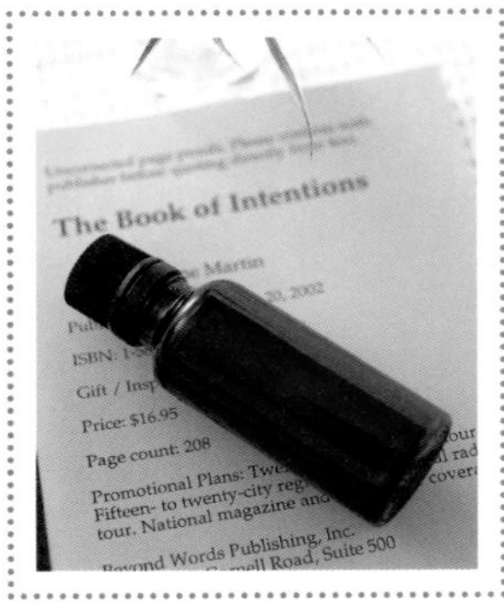

トリートメントオイル

肌をトリートメントすることでリラックスや血行促進、
筋肉痛緩和などの働きも。
トリートメントの方法は、p.64からを参照。

クラリセージの女性にやさしいトリートメントオイル

ホルモンバランスをととのえ、緊張をほぐすクラリセージは女性の強い味方。生理痛やPMS（月経前症候群）の際、おなかや腰に塗り、なでるようにやさしくケアしましょう。

材料

クラリセージ精油……2滴
ラベンダー精油……2滴
オレンジ・スイート精油……2滴
Ⓐ スイートアーモンドオイル……30mℓ

道具

ビーカー、ガラス棒、遮光びん

作り方

1 ビーカーにⒶを入れ、精油を順番に加える。
2 ガラス棒でよくまぜ合わせてから、遮光びんに移す。

使い方

使う前によく振ってまぜ、手のひらに適量をとり、ケアしたい部分をやさしくなでるようにさする。

冷暗所で保存。1カ月を目安に使い切る。

フットスプレー

これもアロマスプレーの応用です。消臭、鎮痛などの精油を選ぶと、フット用のスプレーとなります。

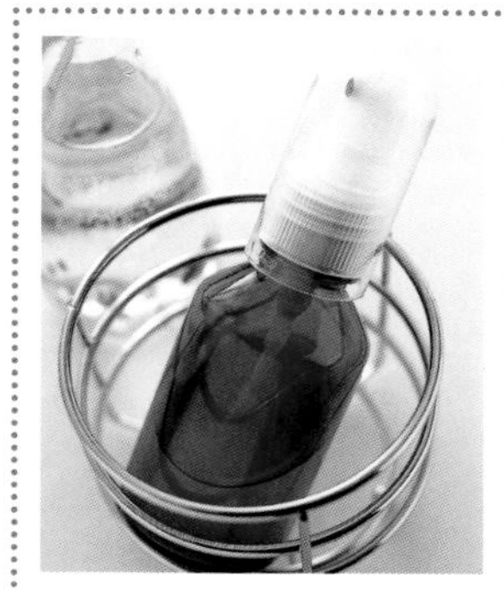

ペパーミントのお疲れ足用フットスプレー

疲れてむくんだ足に吹きつけると、ペパーミントのメントール系のスキッとした香りが漂い、むくみや、疲れによるほてりをやわらげてくれます。

材料

ローズマリー精油……2滴
ペパーミント精油……2滴
レモン精油……2滴
無水エタノール……5mℓ
精製水……25mℓ

道具

ビーカー、ガラス棒、遮光ガラススプレー容器

作り方

1 ビーカーに無水エタノールを入れ、精油を順番に加え、ガラス棒でよくまぜる。

2 精製水を加えてさらによくまぜ合わせてから、スプレー容器に移す。

＊レモンに光毒性（p.51参照）があるため、使用後12時間は紫外線に当たらないよう注意。

使い方
使う前によく振ってまぜ、足にスプレーする。

保存
冷蔵庫で保存。2週間を目安に使い切る。

虫よけスプレー

植物本来のもつ力の一つに、防虫があります。精油にその力を借りましょう。ハイキングなど自然を楽しむお出かけには、ナチュラルな手作りスプレーがぴったりです。

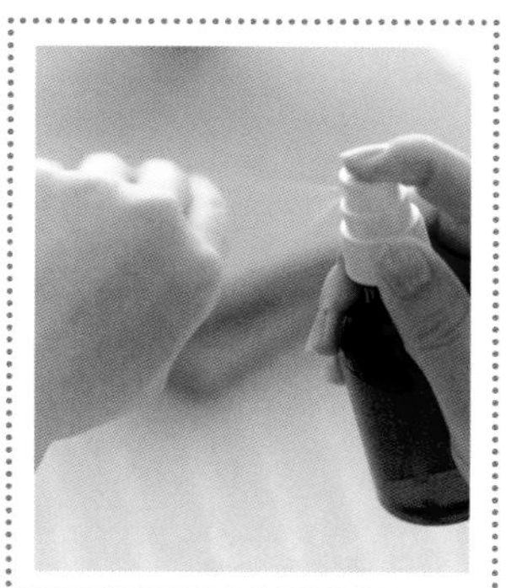

シトロネラの肌にやさしい虫よけスプレー

シトロネラは防虫効果があり、なかでも蚊に効果を発揮する精油です。ユーカリ精油とブレンドし、パワーアップ。消臭効果も期待できます。

材料

シトロネラ精油……4滴
ユーカリ精油……2滴
無水エタノール……5mℓ
精製水……25mℓ

道具

ビーカー、ガラス棒、遮光ガラススプレー容器

作り方

1 ビーカーに無水エタノールを入れ、精油を順番に加え、ガラス棒でよくまぜる。

2 精製水を加えてさらによくまぜ合わせてから、スプレー容器に移す。

使い方
使う前によく振ってまぜ、肌から10～15cm離して、スプレーする。
＊顔にかからないように注意する。

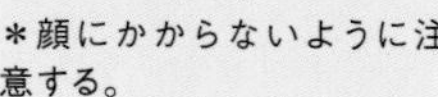

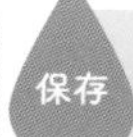

保存
冷蔵庫で保存。2週間を目安に使い切る。

column 2

妊婦、授乳期のママ、乳幼児に安全な精油と使い方

アロマテラピーは、妊娠中や授乳中の人、3 歳未満の乳幼児にも使えますが、精油の中には強く作用するものがあるので、精油の選び方と使用法には注意が必要です。使用できる精油、使用方法に制限があるので、下記を読んで用法を守り、正しく安全に使いましょう。

安全な楽しみ方

下表を参考にします。妊婦は月齢によっても適する使い方が違うので注意が必要です。

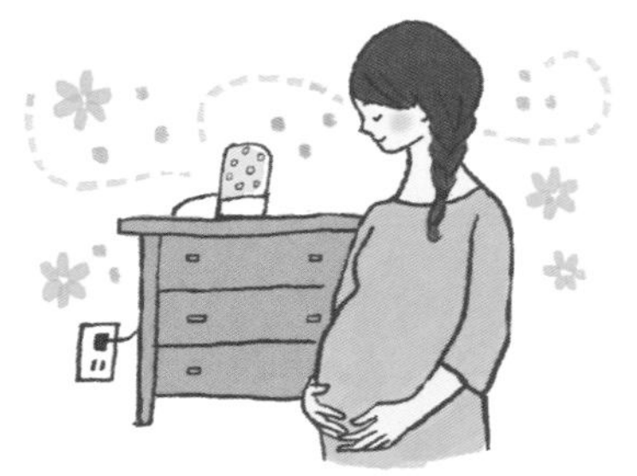

● 妊産婦の場合

	芳香浴	トリートメント	アロマバス
・妊娠 1～6 カ月 ・分娩前後	○	×	×
・妊娠 6～10 カ月 ・産後授乳期間中	○	△ ※希釈率 0.5% 以下で使用	△ ※ 全身浴 3 滴以下 部分浴 1 滴以下 で使用

● 乳幼児・子どもの場合

	芳香浴	トリートメント	アロマバス
0 ～ 3 歳未満	△ ※成人の半分以下の量	×	×
3 ～ 18 歳未満	△ ※成人の半分以下の量	△ ※希釈率 0.3% 以下で使用	△ ※ 全身浴1滴以下 部分浴 1 滴以下 で使用

＊○＝右記の 25 種に限り使用可。
△＝右記の 25 種に限り、上記の用法を守れば使用可。
×＝使用を控える。

使用できる 25 種類の精油

以下は、妊娠中、乳幼児にも使用可能とされる精油です。ただし、使用方法に制限があるので、必ず左の表を参照してください。

- イランイラン → p.89
- オレンジ・スイート → p.90
- カモミール・ジャーマン → p.91
- カモミール・ローマン → p.92
- グレープフルーツ → p.95
- サイプレス → p.97
- サンダルウッド → p.98
- ジュニパーベリー → p.102
- ジンジャー → p.103
- ゼラニウム → p.105
- ティートリー → p.106
- ネロリ → p.108
- パチュリ → p.111
- ハッカ → p.112
- パルマローザ → p.113
- ブラックペッパー → p.117
- フランキンセンス → p.118
- ベルガモット → p.122
- マージョラム・スイート → p.124
- マンダリン → p.125
- ライム → p.130
- ラベンダー → p.132
- レモン → p.134
- レモングラス → p.135
- ローズマリー → p.138

※ 2020 年現在の㈱生活の木の指針によるもので、変更される場合もあります。

ベビーマッサージ

ベビーマッサージは赤ちゃんとママの肌がふれ合う大事なコミュニケーションです。赤ちゃんは、人の手でふれられると安心してリラックスしてきますし、マッサージをするママやパパも幸せな気持ちになるでしょう。

マッサージには精油は使わず、手のひらで温めた植物油（p.139 ～）のみを使い、軽くおなかなどをさすってあげることから始めましょう。赤ちゃんが嫌がらない部分、気持ちよさそうにする部分を、やさしく話しかけながらなでるようにします。

ベビーマッサージで注意すること

- 赤ちゃんの肌に直接使えるのは、植物油のみ。精油はいっさい使いません。
- 体を冷やさないように、部屋は暖かくしておきます。
- オイルは手のひらで十分温めてから使います。
- マッサージ中に芳香浴（p.60参照）をすると、よりリラックスできますが、赤ちゃんや授乳期のママが使える精油には制限があります。左ページを参照。

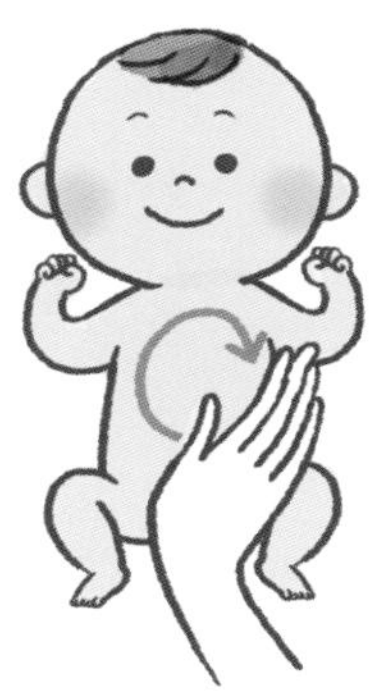

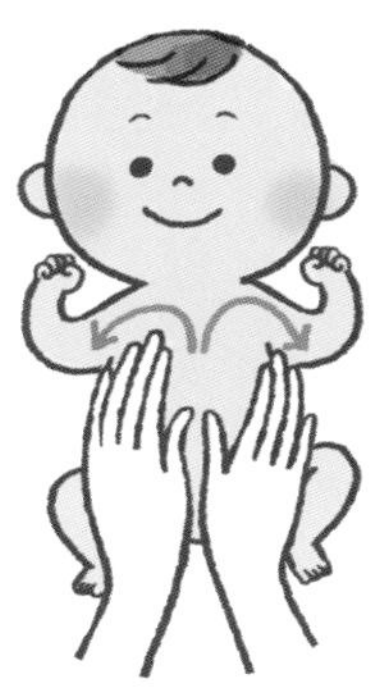

おなかのマッサージ

手のひらを使って、おなかを時計回りになでたり、両手でおなかから肩にかけてなでてあげます。わきもさすってあげましょう。

背中のマッサージ

手のひらを使って、うつぶせにした赤ちゃんの背中から肩をなでます。また、わきからおしり、背中全体を両手で包み込むようにさすってあげましょう。

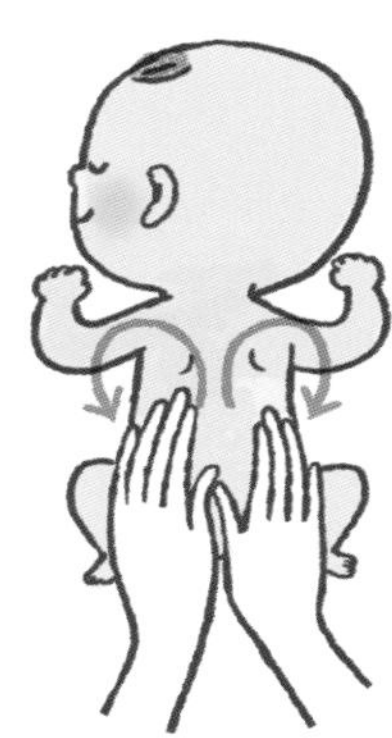

フローラルウォーターで広がるアロマの楽しみ

フローラルウォーターは、精油より香りが軽く、
スキンケアをはじめとして手軽な楽しみ方ができると人気を集めています。

フローラルウォーターは精油の副産物

植物に水蒸気を当てて芳香成分を抽出する水蒸気蒸留法。このとき精油と同時に得られる副産物（蒸留水）が「フローラルウォーター」です。芳香蒸留水とも呼び、芳香成分が微量に含まれ、刺激が少なく、体や心へおだやかに作用するのが特徴です。精油より安価で、薄めずに使えることから、化粧水として使ったり、手作りコスメの基材などスキンケアに使うのがポピュラーで、そのほか生活の中で幅広く使えます。

さまざまな利用法

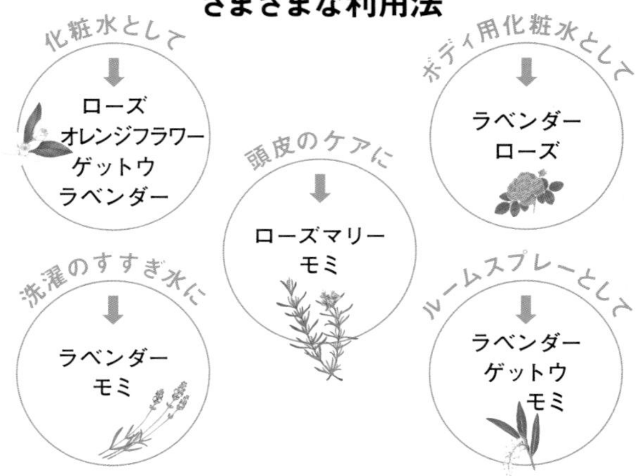

おすすめの種類

ローズ
最も人気があり、コットンにしみ込ませてローションマスクとして使うと、優雅な香りが楽しめ、肌の引き締め効果も期待できます。ブレンドにもおすすめ。

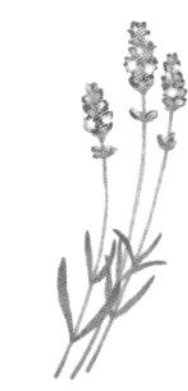

ラベンダー
ローズと並ぶ人気で、スキンケアに使うと肌質を選ばず、おだやかになじんで、潤います。肌の再生を促す作用もあり、日焼けのあとや、やけどなどにもよいとされます。

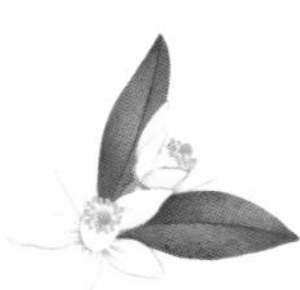

(ビター)オレンジフラワー
たるみを修復する効果が期待でき、エイジングケアに。ローションとしてメイク前に使うと化粧くずれを防ぎます。乾燥肌の人は植物油を加えて使うとよいでしょう。

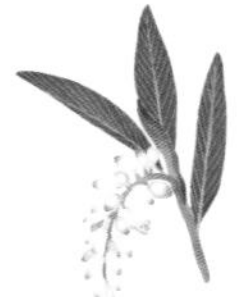

ゲットウ
和のフローラルウォーターの中でも美肌によいと人気。葉から蒸留されるため、ややグリーンな甘い香りが特徴で、肌質を選ばず、手作りコスメの基材としてもおすすめです。

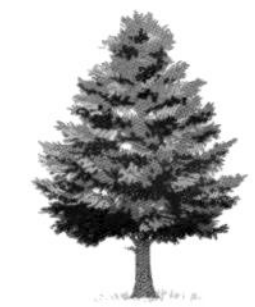

モミ（トドマツ）
やさしい森林の香りで、ルームスプレーや洗濯の際に使うとリラックスを誘います。そのままローションとしての使用や、手作りクレイパックの材料にも適しています。

取り扱いの注意 フローラルウォーターは蒸留水なので、空気にふれると菌が繁殖しやすく、劣化が早い素材です。びんのふたはしっかりと閉め、冷蔵庫で保管してなるべく早く使い切りましょう。特に防腐剤不使用と表記のあるものは、保管に注意が必要です。一度にたくさん使う予定がなければ、少量ずつ購入して短期間に使い切るのがいいでしょう。

4章

精油の プロフィール 50

初心者が使いやすい精油を
50 種類とり上げ、五十音順に並べました。
原材料となる植物の情報や、
抽出方法や香りの性質など精油の基本情報、
また、歴史やエピソードなど精油の魅力を
紹介します。

精油のプロフィールの見方

本章では精油の原料となる植物や、精油についてのさまざまな情報を精油の五十音順に紹介しています。
ここで各項目の見方を解説します。
各ページの端にあるINDEXを参照すると、目的の精油が見つかりやすいでしょう。

香りの系統 本書では香りを7つの系統に分類しています。詳しくはp.53をご覧ください。

精油の色 精油の色を紹介しています。色は商品によって異なる場合があります。

精油名
日本語の名称と和名、英語の名称を記載しています。精油名はメーカーによって異なる場合があります。

原料植物の姿
精油を抽出する部位を中心にイラストで紹介しています。

心と体と肌への働き
おもな作用を紹介しています。

香りの揮発度と強さ
精油の揮発度は、高いほうから低いほうへ、トップノート、ミドルノート、ベースノートと表示。香りの強さは、強め、中、弱の3段階で示しています。

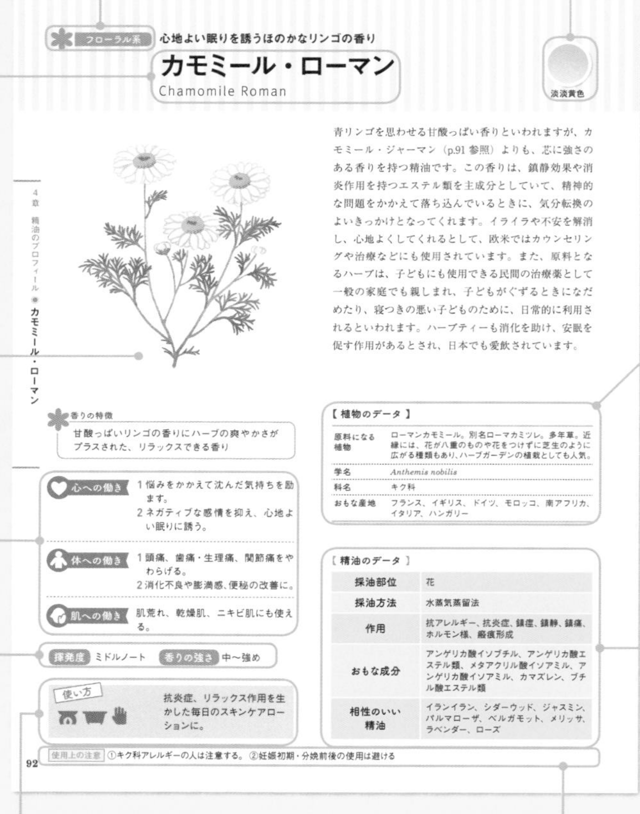

フローラル系 心地よい眠りを誘うほのかなリンゴの香り

カモミール・ローマン
Chamomile Roman

淡淡黄色

青リンゴを思わせる甘酸っぱい香りといわれますが、カモミール・ジャーマン（p.91参照）よりも、芯に強さのある香りを持つ精油です。この香りは、鎮静効果や消炎作用を持つエステル類を主成分としていて、精神的な問題をかかえて落ち込んでいるときに、気分転換のよいきっかけとなってくれます。イライラや不安を解消し、心地よくしてくれるとして、欧米ではカウンセリングや治療などにも使用されています。また、原料となるハーブは、子どもにも使用できる民間の治療薬として一般の家庭でも親しまれ、子どもがぐずるときになだめたり、寝つきの悪い子どものために、日常的に利用されるといわれます。ハーブティーも消化を助け、安眠を促す作用があるとされ、日本でも愛飲されています。

4章 精油のプロフィール ＊ カモミール・ローマン

香りの特徴
甘酸っぱいリンゴの香りにハーブの爽やかさがプラスされた、リラックスできる香り

心への働き 1 悩みをかかえて沈んだ気持ちを励ます。2 ネガティブな感情を抑え、心地よい眠りに誘う。

体への働き 1 頭痛、歯痛・生理痛、関節痛をやわらげる。2 消化不良や膨満感、便秘の改善に。

肌への働き 肌荒れ、乾燥肌、ニキビ肌にも使える。

揮発度 ミドルノート　香りの強さ 中～強め

使い方
抗炎症、リラックス作用を生かした毎日のスキンケアローションに。

【植物のデータ】

原料になる植物	ローマンカモミール。別名ローマカミツレ。多年草。近縁には、花が八重のものや花をつけずに芝生のように広がる種類もあり、ハーブガーデンの植栽としても人気。
学名	*Anthemis nobilis*
科名	キク科
おもな産地	フランス、イギリス、ドイツ、モロッコ、南アフリカ、イタリア、ハンガリー

【精油のデータ】

採油部位	花
採油方法	水蒸気蒸留法
作用	抗アレルギー、抗炎症、鎮痙、鎮静、鎮痛、ホルモン様、瘢痕形成
おもな成分	アンゲリカ酸イソブチル、アンゲリカ酸エステル類、メタアクリル酸イソアミル、アンゲリカ酸イソアミル、カマズレン、ブチル酸エステル類
相性のいい精油	イランイラン、シダーウッド、ジャスミン、パルマローザ、ベルガモット、メリッサ、ラベンダー、ローズ

使用上の注意 ①キク科アレルギーの人は注意する。②妊娠初期・分娩前後の使用は避ける

92

原料植物についてのデータ
原料となる植物の名称や特徴、学名、科名を紹介しています。おもな産地は、年度によって異なることがあります。

精油についてのデータ
採油部位、採油方法はメーカーや商品、年度によって異なる場合があります。作用とおもな成分に関して、詳しくはp.55～57をご覧ください。相性のよい精油は一例です。

おもな使用方法
精油によって向いている楽しみ方を、6つのアイコンで説明しています。詳しくは参照ページをご覧ください。

- 芳香浴（p.60）
- 沐浴（p.62）
- 湿布（p.63）
- 吸入（p.63）
- トリートメント（p.64）
- クラフト（p.66）

使用上の注意
敏感肌の人や妊娠中の人などに対する注意です。

オリエンタル系 恋する気持ちを高める甘く官能的な香り

イランイラン

Ylang Ylang

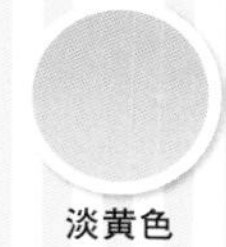
淡黄色

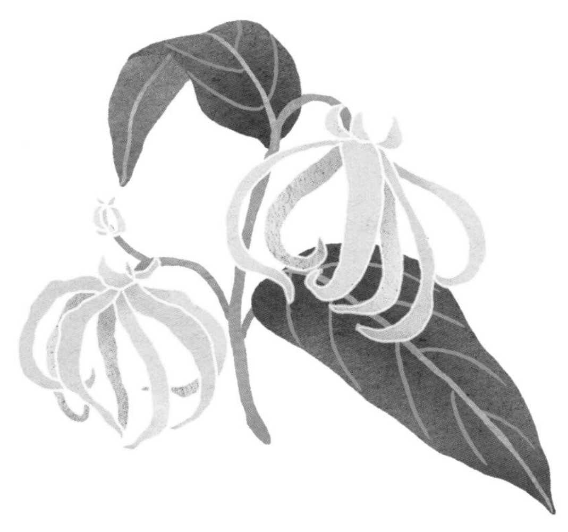

エキゾチックで甘いフローラルな香りをもつ精油です。イランイランという名前は、「花の中の花」を意味するマレー語の「アランイラン」に由来しています。甘く濃厚なイランイランの香りには古くから催淫効果があるといわれ、インドネシアでは、新婚のカップルが夜を過ごすベッドにイランイランの花びらを敷きつめる風習があるそうです。その官能的な香りは、高級フレグランスの原料として広く使われ、最も身近な香りの一つです。精油は、その蒸留過程の違いで4段階の品質に分けられ、価格にも幅があります。なかでも「イランイラン・エクストラ」は、蒸留時間の最初の1～2時間に蒸留される最高品質のもので、二次蒸留以降よりも軽く、親しみやすい香りが特徴です。

香りの特徴

「花の中の花」だけに、濃厚で甘美な南国の香り。エキゾチックな香水の原料としても有名

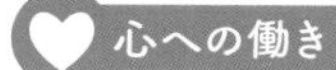
心への働き

1 心配事や不安、パニックから解放し、元気づける。
2 ロマンチックな気持ちを高める。

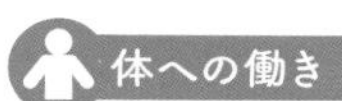
体への働き

1 血圧をととのえる。
2 不感症ぎみの人にも働く。

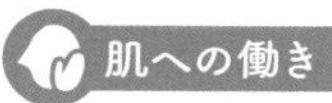
肌への働き

脂性肌の皮脂バランスをととのえる。

揮発度 トップ～ミドルノート　香りの強さ 中～強め

使い方

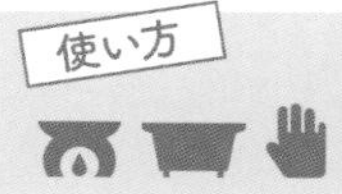

フレグランスやトリートメントなど、幅広い用途に。

【植物のデータ】

原料になる植物	イランイラン。野生では10m程度の高木になる。花はジャスミンに似た強い香りを放つ。
学名	*Cananga odorata*
科名	バンレイシ科
おもな産地	マダガスカル、仏領レユニオン島、コモロ

【精油のデータ】

採油部位	花
採油方法	水蒸気蒸留法
作用	うっ滞除去、強壮、抗ウイルス、抗炎症、鎮痙、鎮静
おもな成分	リナロール、ゲラニオール、酢酸ベンジル、α-ファルネセン、β-カリオフィレン、安息香酸メチル
相性のいい精油	オレンジ・スイート、サンダルウッド、ジャスミン、ベルガモット、ラベンダー、レモン、ローズ

使用上の注意 ①刺激性があるため、低濃度での使用がおすすめ。
②妊娠初期・分娩前後の使用は控え、妊娠後期、授乳期間中は半分の濃度で使用。

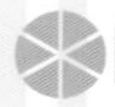

柑橘系　**疲れた心に元気と勇気をとり戻させる快い香り**

オレンジ・スイート

Orange Sweet

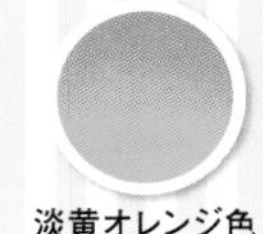

淡黄オレンジ色

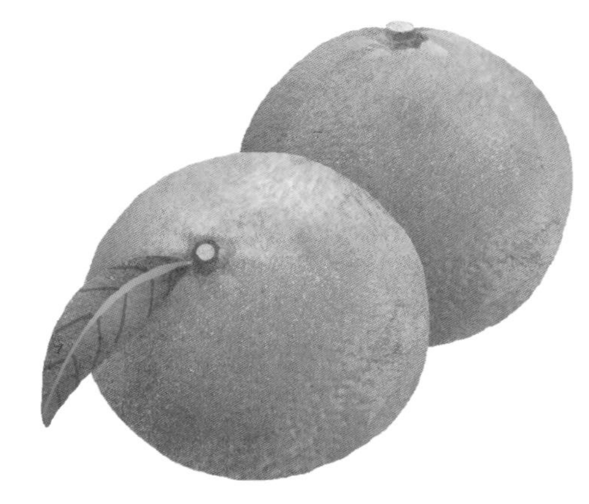

柑橘系特有の、気持ちをリラックスさせる快い甘い香りをもつ精油で、ヨーロッパでは「クリスマスの香り」として親しまれています。オレンジの語源は、アラビア語の呼び名であった「ナランジ」といわれています。また、ギリシャ神話で美の女神アフロディーテに捧げられた黄金のリンゴは、実はオレンジだったとも。アラブ社会やヨーロッパ社会では、オレンジ園をもつことが富の象徴とされ、フランスのベルサイユ宮殿にも、オレンジ園が残されています。オレンジの栽培は、後年アメリカ大陸でも盛んとなり、現在ではアメリカの重要な産業になっています。大量に需要のある搾り汁(ジュース)と同時に、果皮から香料が搾油され、香水・食品産業で広く利用されています。

香りの特徴

誰にでも愛される、オレンジの皮をむいたときに広がる甘くフレッシュな香りそのもの

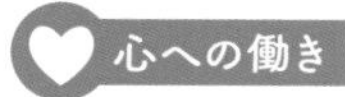

心への働き

1 気分を明るく元気にし、不安をとり除く。
2 緊張やストレスをやわらげる。

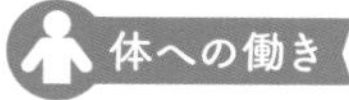

体への働き

1 消化不良や食欲不振、便秘などを改善する。
2 空気を浄化するので、風邪の季節によい。

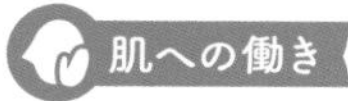

肌への働き

疲れた肌をいきいきと元気によみがえらせる。

揮発度 トップノート　**香りの強さ** 中〜強め

使い方

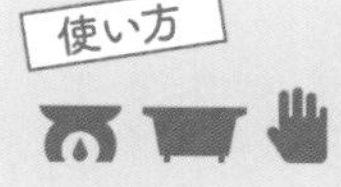

芳香浴をはじめ幅広い用途に。

【植物のデータ】

原料になる植物	スイートオレンジ。和名アマダイダイ。甘みが強く芳香をもつ果実は、世界中で好まれる。ビタミンBやCが豊富で、美容健康にも役立つ。
学名	*Citrus sinensis*
科名	ミカン科
おもな産地	イタリア、イスラエル、アメリカ、スペイン、コスタリカ、ブラジル、フランス

【精油のデータ】

採油部位	果皮
採油方法	圧搾法
作用	駆風、抗菌、鎮静
おもな成分	リモネン、ミルセン、リナロール、シトラール、オクタナール、デカナール
相性のいい精油	イランイラン、サイプレス、ジャスミン、ジュニパーベリー、ラベンダー、レモン、ローズ

使用上の注意 ①刺激性があるため、低濃度での使用がおすすめ。
②妊娠初期・分娩前後の使用は控え、妊娠後期、授乳期間中は半分の濃度で使用。

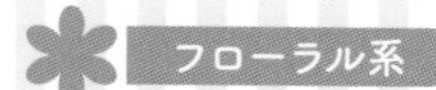

甘い香りに酔わされる美しいブルーの精油

カモミール・ジャーマン

Chamomile German

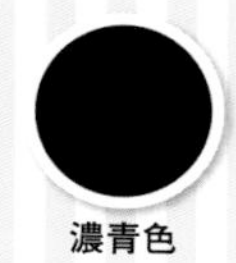

濃青色

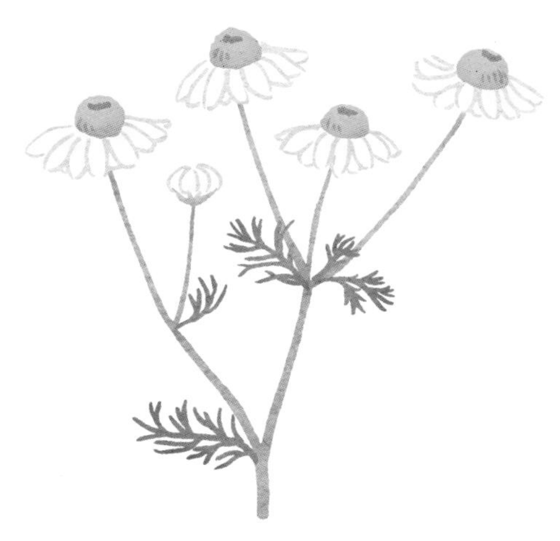

可憐で濃厚な香りをもつ、濃い青色の精油です。この珍しい青色は、含有する芳香成分のカマズレンによるもの。カマズレンは抗炎症に有効で、抗アレルギー作用にもすぐれています。ほかに、肌荒れ、更年期障害、月経痛など女性の悩みにも役立ちます。カモミールという名前は、ギリシャ語の「大地のリンゴ」にちなみます。古代は病気の治療などに幅広く利用されていました。日本ではカミツレと呼ばれ、近くに植えた草木の病気を治すことから、昔から「植物のお医者さん」といわれてきました。また、髪を明るく輝かせ、美しくする働きがあることから、長年にわたってシャンプーの成分として愛用されました。代表的なハーブティーとしてもおなじみです。

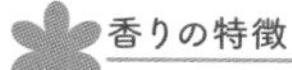

濃厚で甘く、少しスパイシーな香り。カモミール・ローマン（p.92）よりまろやか

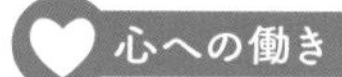

安らぎを与え、心地よい眠りに誘う。

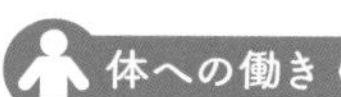

1 関節の痛みをやわらげる。
2 更年期障害の症状を改善する。

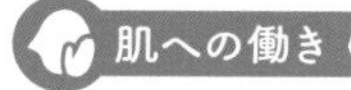

1 抗炎症作用があるので、肌が荒れているときに。
2 切り傷の治癒を促進し、虫刺されにも有効。

揮発度 ミドルノート　**香りの強さ** 中

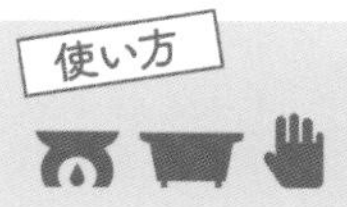

肌荒れ用のクリームに。

【植物のデータ】

原料になる植物	ジャーマンカモミール。和名カミツレ。こぼれ種でふえる一年草。ドライハーブをアルコール分にひたして採ったエキスには美肌効果があり、手作り化粧水の原料として人気。
学名	*Matricaria chamomilla*
科名	キク科
おもな産地	エジプト、フランス、ドイツ、モロッコ、ハンガリー、イギリス

【精油のデータ】

採油部位	花
採油方法	水蒸気蒸留法
作用	抗アレルギー、抗炎症、鎮痙、鎮静、ホルモン様、瘢痕形成
おもな成分	ビサロボール、β-ファルネセン、カマズレン
相性のいい精油	イランイラン、ゼラニウム、ベルガモット、マージョラム・スイート、ラベンダー、レモン、ローズ

使用上の注意 ①キク科アレルギーの人は注意する。②妊娠初期・分娩前後の使用は控え、妊娠後期、授乳期間中は半分の濃度で使用。

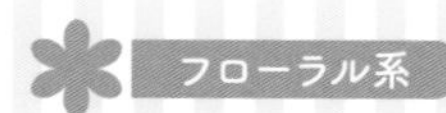

心地よい眠りを誘うほのかなリンゴの香り

カモミール・ローマン

Chamomile Roman

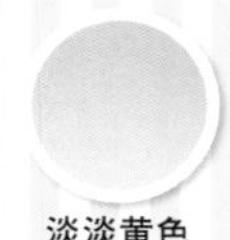

淡淡黄色

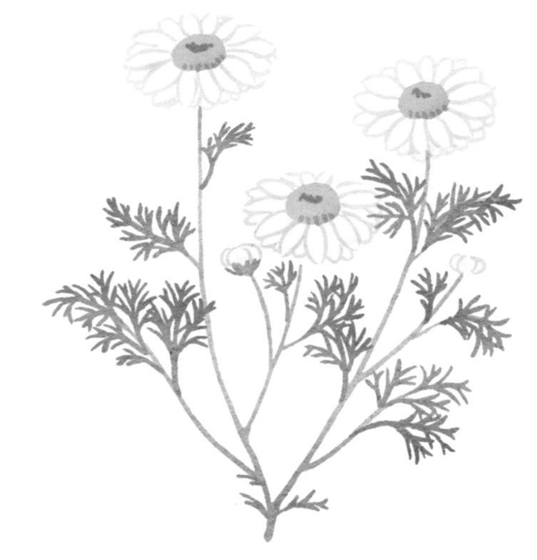

青リンゴを思わせる甘酸っぱい香りといわれますが、カモミール・ジャーマン（p.91参照）よりも、芯に強さのある香りをもつ精油です。この香りは、鎮静効果や消炎作用をもつエステル類を主成分としていて、精神的な問題をかかえて落ち込んでいるときに、気分転換のよいきっかけとなってくれます。イライラや不安を解消し、心地よくしてくれるとして、欧米ではカウンセリングや治療などにも使用されています。また、原料となるハーブは、子どもにも使用できる民間の治療薬として一般の家庭でも親しまれ、子どもがぐずるときになだめたり、寝つきの悪い子どものために、日常的に利用されるといわれます。ハーブティーも消化を助け、安眠を促す作用があるとされ、日本でも愛飲されています。

香りの特徴

甘酸っぱいリンゴの香りにハーブのさわやかさがプラスされた、リラックスできる香り

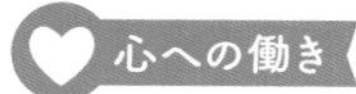

1 悩みをかかえて沈んだ気持ちを励ます。
2 ネガティブな感情を抑え、心地よい眠りに誘う。

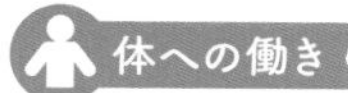

1 頭痛、歯痛・生理痛、関節痛をやわらげる。
2 消化不良や膨満感、便秘の改善に。

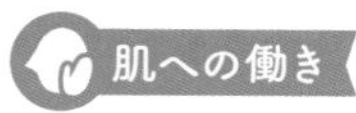

肌荒れ、乾燥肌、ニキビ肌にも使える。

揮発度 ミドルノート　**香りの強さ** 中〜強め

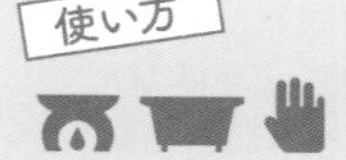

使い方

抗炎症、リラックス作用を生かした毎日のスキンケアローションに。

【 植物のデータ 】

原料になる植物	ローマンカモミール。別名ローマカミツレ。多年草。近縁には、花が八重のものや花をつけずに芝生のように広がる種類もあり、ハーブガーデンの植栽としても人気。
学名	*Anthemis nobilis*
科名	キク科
おもな産地	フランス、イギリス、ドイツ、モロッコ、南アフリカ、イタリア、ハンガリー

【 精油のデータ 】

採油部位	花
採油方法	水蒸気蒸留法
作用	抗アレルギー、抗炎症、鎮痙、鎮静、鎮痛、ホルモン様、瘢痕形成
おもな成分	アンゲリカ酸イソブチル、アンゲリカ酸エステル類、メタアクリル酸イソアミル、アンゲリカ酸イソアミル、カマズレン、ブチル酸エステル類
相性のいい精油	イランイラン、シダーウッド、ジャスミン、パルマローザ、ベルガモット、メリッサ、ラベンダー、ローズ

使用上の注意 ①キク科アレルギーの人は注意する。②妊娠初期・分娩前後の使用は避ける。

殺菌力が高く脂性肌のスキンケアにも最適

カユプテ

Cajeput

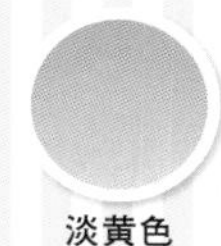

淡黄色

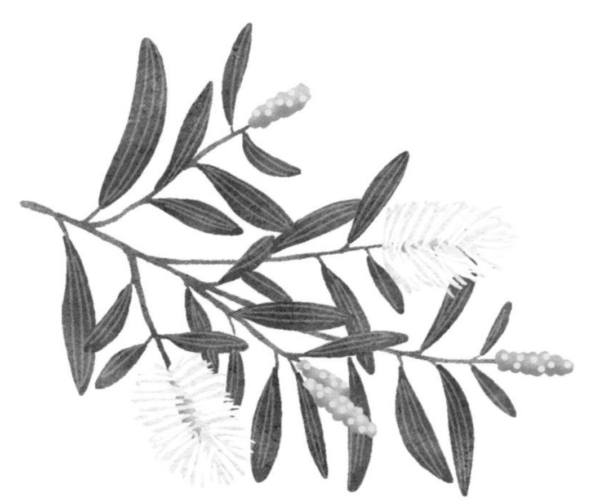

すぐれた殺菌力をもち、すっきりとした香りのする精油です。原料は、マレー語で「白い木」を意味する「カユ・プティ（カユプテ）」の葉。ユーカリ（p.128参照）やティートリー（p.106参照）と同じフトモモ科の植物ですが、これら2種より甘くマイルドな香りのため、強い香りが苦手な人や子どもにも安心して使えます。原産地の東南アジアやインド、中国では、古くから万能薬として用いられてきました。感染症、やけどや切り傷、筋肉痛、歯痛などに利用されたこともあるそうです。また、発汗、解熱作用があるため、風邪のひき始めにカユプテのアロマバスでゆっくりと温まると、汗をたっぷりとかくことができ、回復を早めます。

香りの特徴

さわやかなカンファー調でややフルーティーな香り

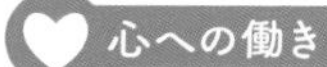

心への働き　気持ちを盛り上げ、やる気を出させる。

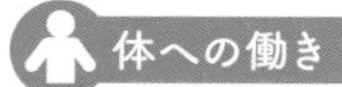

体への働き

1 せき、のどの痛みの症状をやわらげる。
2 膀胱炎など泌尿器系の不調を改善する。

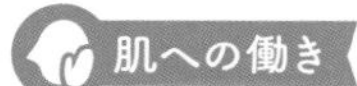

肌への働き

1 やけどや切り傷の治りを促す。
2 脂性肌をととのえ、ニキビの治りを促す。

揮発度 ミドルノート　香りの強さ 中〜強め

使い方

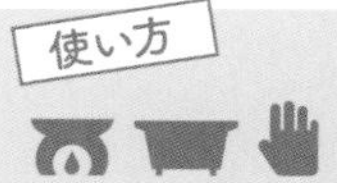

クリームにブレンドし、せきが続くときに胸に少量塗る。

【植物のデータ】

原料になる植物	カユプテ。非常に生命力のある東南アジア原産フトモモ科の常緑樹。樹皮が白っぽいため、ホワイトティートリーとも呼ばれる。
学名	*Melaleuca leucadendron*
科名	フトモモ科
おもな産地	ベトナム、フィリピン、オーストラリア、マレーシア

【精油のデータ】

採油部位	葉と枝
採油方法	水蒸気蒸留法
作用	抗ウイルス、抗炎症、抗カタル、抗菌、ホルモン様、免疫調整
おもな成分	1,8シネオール、シトラール、α-テルピネオール、リナロール、リモネン、α-ピネン、ミルセン、β-ピネン
相性のいい精油	サイプレス、ジュニパーベリー、ゼラニウム、ベルガモット、ラベンダー、ローズ、ローズマリー

使用上の注意 ①妊娠中・授乳中の使用は避ける。②刺激性があるため、低濃度での使用がおすすめ。

ハーブ系　女性にうれしい甘い香りの精油

クラリセージ

Clary Sage

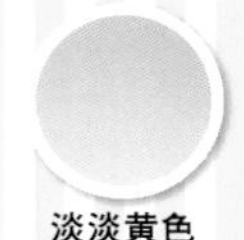

淡淡黄色

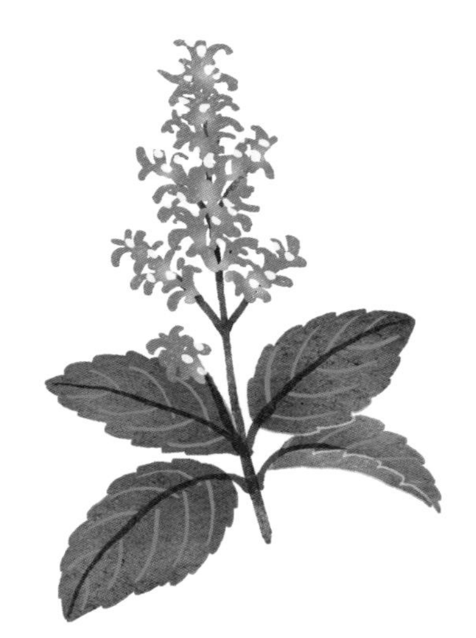

甘く温かみのある、心地よい香りの精油で、緊張や不安をやわらげ、気分を明るくしてくれます。血行を促進して体を温める働きがあり、冷えや肩こり、頭痛にも働きます。最も注目すべきは女性ホルモンのバランスをととのえ、PMS（月経前症候群）や月経不順、更年期障害など、女性特有のトラブルを緩和することです。ヨーロッパでは「キリストの目（オクルス・クリスティ）」と呼ばれ、粘液を目の清浄に用いていたそうです。またマスカットのような香りがすることから、ドイツではワインの香りづけに用いることがあり、「マスカテーラ（マスカットから造ったワイン）・セージ」とも呼ばれています。

香りの特徴

マスカットを思わせるややフルーティーでウッディーな香りを含んだ、温かみのある香り

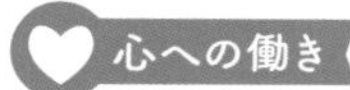

1 緊張や不安で疲労した神経をほぐす。
2 パニック状態に陥ったとき、平静な心に戻す。

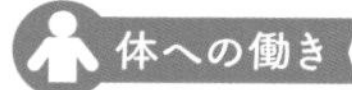

1 月経不順に働く。
2 血行を促して体を温める。

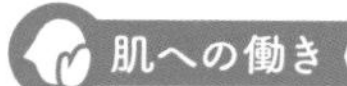

1 髪の毛の成長を促進する。
2 脂性肌をととのえる。

揮発度 トップ〜ミドルノート　**香りの強さ** 中〜強め

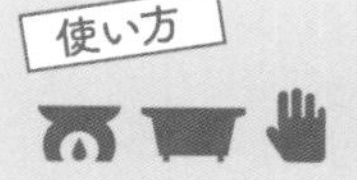

婦人科系のトラブル改善のためのトリートメントオイルに。

【植物のデータ】

原料になる植物	クラリセージ。和名オニサルビア。ヨーロッパ原産のセージの一種。ピンクや紫の花をつける。プロバンス地方に自生する。
学名	*Salvia sclarea*
科名	シソ科
おもな産地	ロシア、フランス、モロッコ、イタリア、ブルガリア、ハンガリー

【精油のデータ】

採油部位	葉と花
採油方法	水蒸気蒸留法
作用	消化促進、殺菌、抗炎症、通経、強壮、催淫、自律神経調整
おもな成分	酢酸リナリル、リナロール、ゲルクマン D、スクラレオール
相性のいい精油	カモミール、ジュニパーベリー、ペパーミント、ラベンダー、レモン、ローズ

使用上の注意　①妊娠中・授乳中の使用を避ける。②刺激性があるため、低濃度での使用がおすすめ。

さわやかな香りにやせる成分があると話題の精油

グレープフルーツ

Grapefruit

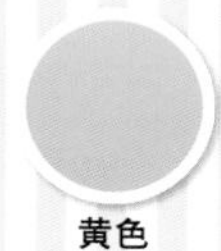
黄色

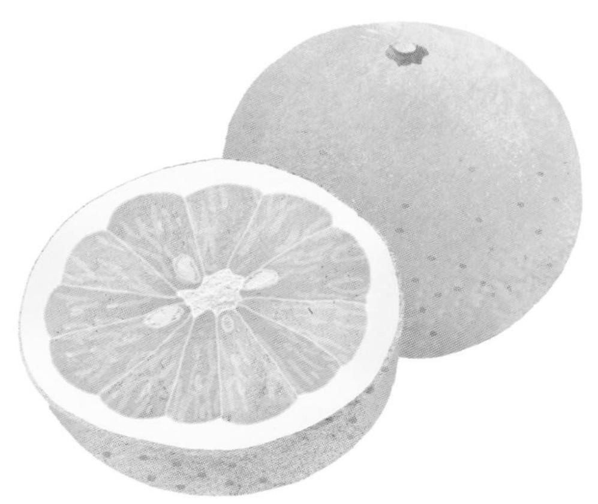

甘酸っぱくさわやかな柑橘系の香りのする精油。「楽園の柑橘類」という学名が示すように、陽光あふれる楽園の気分を呼び起こす香りです。香りの中に、血流をよくして体脂肪を分解・燃焼するホルモンの分泌を促す成分のあることが証明され、さまざまな食品・飲料やダイエット商品に用いられています。リンパを刺激して老廃物を排出させ、むくみやセルライトを予防・改善するとして、トリートメントにもよく使われます。また、デオドラント・抗菌作用にもすぐれており、沐浴や足浴、スプレーなどでの汗やにおい対策におすすめです。ただし、光毒性(ひかり)（p.51参照）があるため肌への使用には注意が必要です。

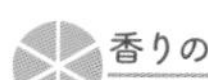
香りの特徴

グレープフルーツ果実そのものの甘酸っぱい香り。オレンジほど甘みが強くなくさわやか

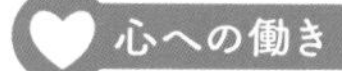
心への働き

1 気持ちを高揚させて元気にし、幸福感を与える。
2 沈みがちな気持ちを明るくリフレッシュさせる。

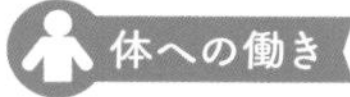
体への働き

1 体内脂肪の燃焼を促す。
2 デオドラント効果で汗のにおいを抑える。

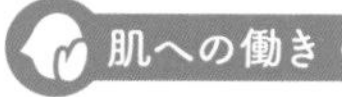
肌への働き

切り傷ややけどの治りを促す。

揮発度 トップノート　**香りの強さ** 中～強め

使い方

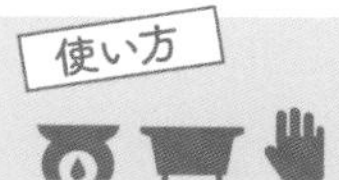

むくみ解消のためのトリートメントオイルやスクラブに。

【 植物のデータ 】

原料になる植物	グレープフルーツ。精油の分泌腺が果皮の深い部分にあるため、圧搾法で抽出した際、オレンジやレモンにくらべると採油率が低い。
学名	*Citrus paradisi*
科名	ミカン科
おもな産地	イスラエル、アメリカ、南アフリカ、アルゼンチン

【 精油のデータ 】

採油部位	果皮
採油方法	圧搾法
作用	血圧降下、抗炎症、鎮痙、鎮静、抗菌
おもな成分	d-リモネン、α-ピネン、β-ピネン、ヌートカトン、フロクマリン、シトラール、オクタノール、ゲラニオール
相性のいい精油	イランイラン、カモミール、ゼラニウム、ペパーミント、ベルガモット、ラベンダー、ローズ

使用上の注意　①刺激性があるため、低濃度での使用がおすすめ。②妊娠初期・分娩前後の使用は控え、妊娠後期、授乳期間中は半分の濃度で使用。③光毒性があるため、使用後12時間は紫外線に当たることは避ける。

ハーブ系　美肌効果に注目が集まる沖縄生まれの希少な精油

ゲットウ

Gettou

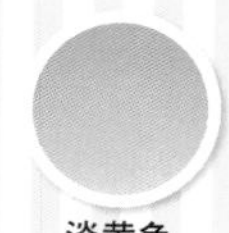
淡黄色

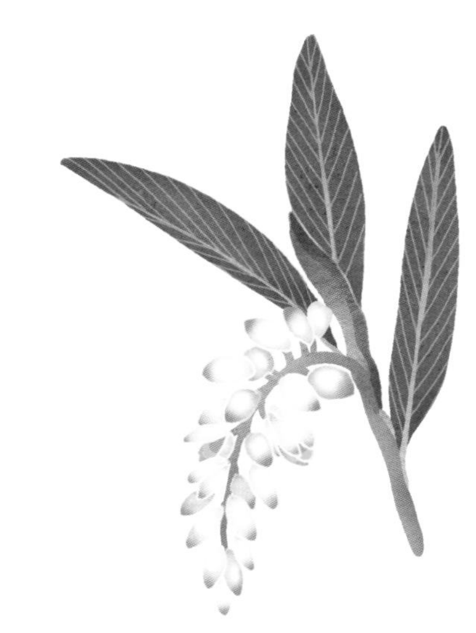

シヨウガ科の植物独特のさわやかな香りや、ほのかにフローラルな妖艶さをあわせもつ精油です。おもに日本産の精油で漢字で書くと「月桃」です。自生する沖縄では「サンニン」の名で親しまれてきました。東インド原産で南アメリカ、オセアニア、アジアの熱帯から亜熱帯に分布します。 自生する沖縄では、古くから防虫·防カビ·抗菌作用で知られ、「カーサームーチー」という餅を作ったり、茎の繊維でロープや紙を作るなど、人々の暮らしに根ざしてきました。収れん作用による美肌効果もあることから、月桃エキスを配合した化粧品もあります。また、葉には抗酸化作用のあるポリフェノールが含まれ、ハーブティーとしても人気です。精油には鼻炎の治療にも使われるシネオールが含まれており、花粉症対策にも期待がもたれています。

香りの特徴

森林のグリーンと柑橘系のレモンをまぜ合わせたような、すっきりとさわやかな香り

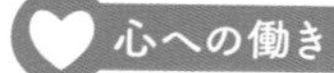
心への働き

1 脳をスキッと活性化し、集中力を高める。
2 不安やストレスを軽くし、安眠を促す。

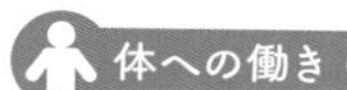
体への働き

1 血圧を下げ、筋肉のけいれんをやわらげる。
2 抗菌作用により、体を清潔に保つ。

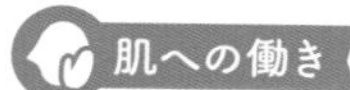
肌への働き

収れん作用で、肌を引き締める。

揮発度 ミドルノート　香りの強さ 中

使い方

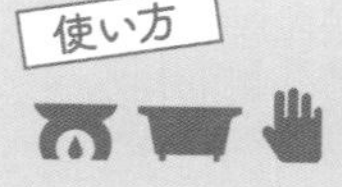

ローションやトリートメントオイルに。

【 植物のデータ 】

原料になる植物	ゲットウ（月桃）。琉球列島の山野に自生する多年草。葉は長大な披針形で高さ2～3mにまで生長する。初夏には白とピンクの可憐な花が咲く。
学名	*Alpinia zerumbet*
科名	ショウガ科
おもな産地	日本、台湾

【 精油のデータ 】

採油部位	葉
採油方法	水蒸気蒸留法
作用	血行促進、抗炎症、抗菌、抗酸化、抗真菌、収れん、鎮静、防虫
おもな成分	テルピネン-4-オール、ボルネオール、サビネン、α-ピネン、β-ピネン、1,8-シネオール
相性のいい精油	クラリセージ、ペパーミント、マージョラム・スイート、ローズマリー

使用上の注意 ①妊娠中・授乳中の使用は避ける。 ②刺激性があるため、低濃度での使用がおすすめ。

樹木系　和名は糸杉。現実に向き合う強さを与える森の精油

サイプレス

Cypress

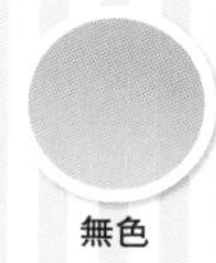
無色

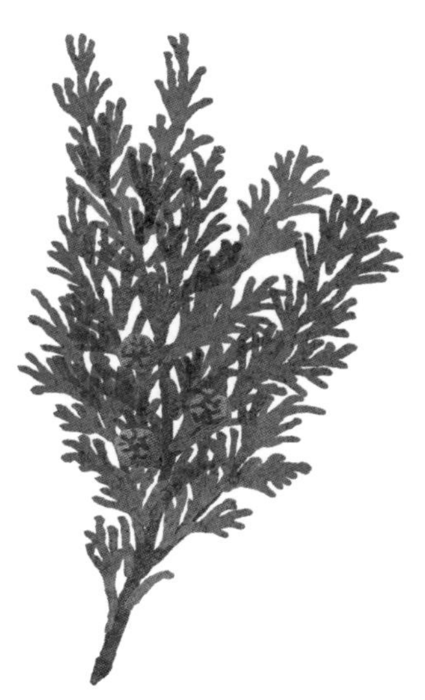

サイプレスはヒノキの近縁種の糸杉から採れるヒノキに似た、ウッディーで気分をすっきりさせるさわやかな香りの精油です。デオドラント効果にすぐれ、体を引き締めてくれる作用もあるので、沐浴やスプレーで使うと効果的。ホルモン様（よう）作用もあり、更年期のうつにも使われます。地中海に浮かぶキプロス（Cyprus）島の名はこの木への崇拝からついたといわれ、古代エジプトやローマでも神や死と密接な関係がある神聖な木として崇められていました。学名の一部の *sempervirens* は、「永遠に生きる」という意味。その名のとおり腐敗しにくいため、木は建材としても広く利用されています。ヨーロッパでは墓地のまわりによく植えられており、南欧では庭園などの観賞用として親しまれています。

香りの特徴

ヒノキに似て、ややスパイシーな刺激をもち、森林の中を歩いているような新鮮な杉の香り

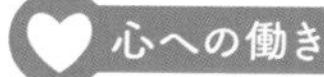
心への働き　気持ちを引き締め、冷静な判断を促す。

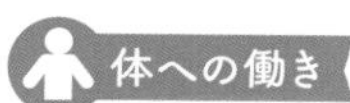
体への働き

1 むくみを改善し、体を引き締める。
2 ホルモンバランスをととのえ、月経不順に働く。
3 せきや気管支系の不調を改善する。

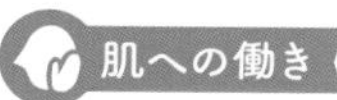
肌への働き　汗を抑え、ニキビ肌や脂性肌をととのえる。

揮発度　ミドルノート　　香りの強さ　中

使い方

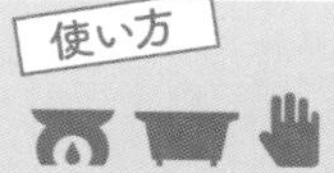
皮脂を抑えるスキンケアに。

使用上の注意　刺激性があるため、低濃度での使用がおすすめ。

【植物のデータ】

原料になる植物	イタリアンサイプレス。和名ホソイトスギ。常緑の針葉樹。丈が高く、まっすぐに伸びて25mにも達する。
学名	*Cupressus sempervirens*
科名	ヒノキ科
おもな産地	スペイン、フランス、ドイツ、イタリア、モロッコ、インド

【精油のデータ】

採油部位	葉と枝
採油方法	水蒸気蒸留法
作用	強壮、鎮痙、鎮静
おもな成分	α-ピネン、セドロール、δ-3-カレン、リモネン、δ-カジネン
相性のいい精油	オレンジ・スイート、クラリセージ、グレープフルーツ、サンダルウッド、ジュニパーベリー、パインニードル、ベルガモット、ベンゾイン、ラベンダー、レモン、ローズマリー

オリエンタル系 深い鎮静作用で心を平安に導くお香の香り

サンダルウッド

和名：白檀

Sandalwood

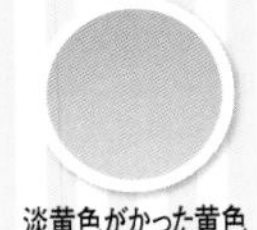

淡黄色がかった黄色

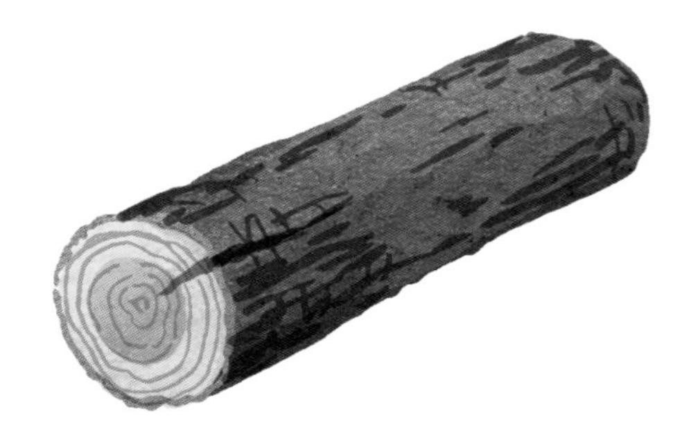

「白檀（びゃくだん）」の和名で知られるサンダルウッドは、お香でおなじみの、甘みと深さをもつ香りの精油です。時間がたつとさらに質が高まり、深みが増す数少ない精油の一つ。心を深くしずめ、刺激も少ないため、リラクセーション・トリートメントに最適です。血行をよくして肌をやわらかくする作用もあります。最初の香り立ちが控えめなため、つい多めに使いがちなので使用量に注意が必要。原木は、標高600～1000 mの乾燥地で育つ常緑半寄生の香木です。幼樹のときにほかの植物の根に寄生し、養分を得ながら生長するのが特徴。樹齢60～80年の木から精油が採れ、黄褐色の心材は白檀と呼ばれ、扇子の骨などに使われます。近年、インドで乱伐のため収穫量が激減。残念ながら入手は困難になりつつあります。そのためインド産にかわり、オーストラリア産が出回っています。

香りの特徴

寺院に立ち込める上品な香の香り。パウダリーで甘く、非常にエキゾチック

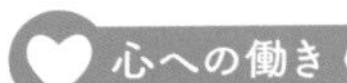

心への働き　強い鎮静作用で心を深くしずめ、おだやかにする。

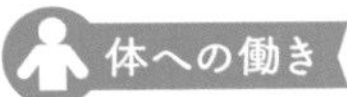

体への働き
1 のどの痛みなど気管支系の不調を改善する。
2 心臓を強化し、血行を促進する。

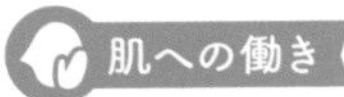

肌への働き
1 肌をやわらかくし、トラブル肌を改善する。
2 切り傷やひび割れを改善する。

揮発度 ベースノート　香りの強さ 中

使い方

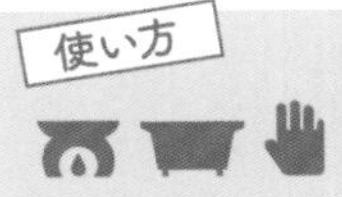

深く呼吸する吸入法、手浴法を。寝つきが悪いときにトリートメント法を。気持ちを落ち着かせたいときに芳香浴法。

使用上の注意 刺激性があるため、低濃度での使用がおすすめ。

【 植物のデータ 】

原料になる植物	サンダルウッド。和名白檀（びゃくだん）。葉で光合成をしながらも、ほかの木の根に寄生する半寄生性の常緑樹。
学名	*Santalum album*（インド産）、 *Santalum spicatum*（オーストラリア産）
科名	ビャクダン科
おもな産地	インド、スリランカ、マレーシア、インドネシア、オーストラリア

【 精油のデータ 】

採油部位	心材
採油方法	水蒸気蒸留法
作用	うっ滞除去、強壮、鎮静
おもな成分	α-サンタロール（特徴成分）、β-サンタロール（特徴成分）、サンタレン、サンテノン、α-ビサボロール
相性のいい精油	イランイラン、サイプレス、ジャスミン、ネロリ、パルマローザ、ラベンダー、レモン

甘さとスパイシーさが交錯する神秘的な香り

シダーウッド

Atlas cedarwood　Virginia cedarwood

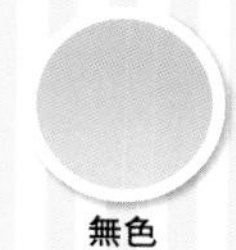

無色

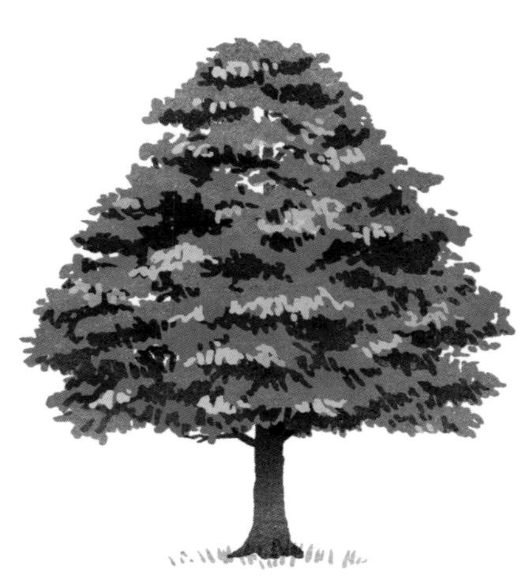

シダーウッド、もしくはシダーと呼ばれる精油には、マツ科のものとヒノキ科のものがあります。マツ科のアトラスシダーウッド（別名ホワイトシダー、*Cedrus altantica*）やレバノンシダーウッド、ヒマラヤシダーウッド、ヒノキ科のバージニアシダーウッド（別名レッドシダー、*Juniperus virginiana*）などが有名。一般にウッディーで甘い香りのマツ科のアトラスシダーを指すことが多いようです。古代には近縁のレバノンシダーが使われ、古代エジプトではあまりに大量に用いられたため、絶滅の危機に瀕したそうです。また、北アメリカ原産のバージニアシダーは鉛筆の原料としても有名です。いずれのシダーウッドにもリンパの流れを改善し、むくみをとる効果がありますが、香りや特徴は異なります。

香りの特徴

ヒノキに似て、サンダルウッド（p.98）よりもドライでスパイシーさがまじる神秘的な香り

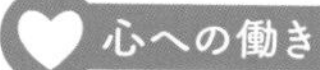

不安をやわらげ、緊張をほぐす。

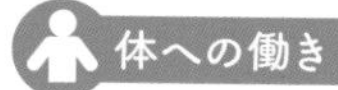

1 リンパの流れをよくし、むくみを改善させる。
2 せきをしずめる。

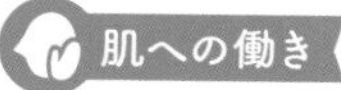

1 収れんと殺菌作用でニキビの治りを促す。
2 頭皮の脂、フケ、脱毛症をやわらげる。

揮発度 ミドル～ベースノート　**香りの強さ** 強め

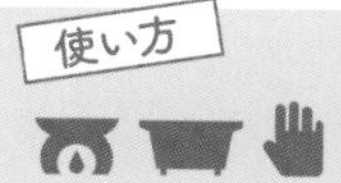

むくみ改善のためのトリートメントオイルとして使う。

【植物のデータ】

原料になる植物	アトラスシダーウッド（ホワイトシダー）。バージニアシダーウッド（レッドシダー）。
学名	*Cedrus atlantica*（アトラスシダー），*Juniperus virginiana*（バージニアシダー）
科名	マツ科（アトラスシダー）、ヒノキ科（バージニアシダー）
おもな産地	モロッコ（アトラスシダー）、アメリカ（バージニアシダー）

【精油のデータ】

採油部位	木部
採油方法	水蒸気蒸留法
作用	強壮、去痰、殺菌、収れん、鎮静、皮膚軟化、ホルモン様
おもな成分	α-セドレン、β-セドレン、ヒマカレン、セドロール
相性のいい精油	サイプレス、ジュニパーベリー、ネロリ、ベルガモット、ラベンダー、レモン、ローズ、ローズマリー

使用上の注意　アトラス種バージニア種ともに①刺激性があるため、低濃度での使用がおすすめ。②妊娠初期・分娩前後の使用は控え、妊娠後期、授乳期間中は半分の濃度で使用。

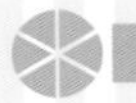
柑橘系　虫よけとして愛用されていたレモングラスの近縁種

シトロネラ

Citronella

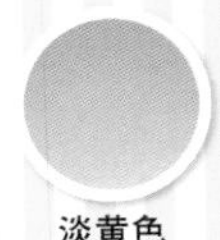
淡黄色

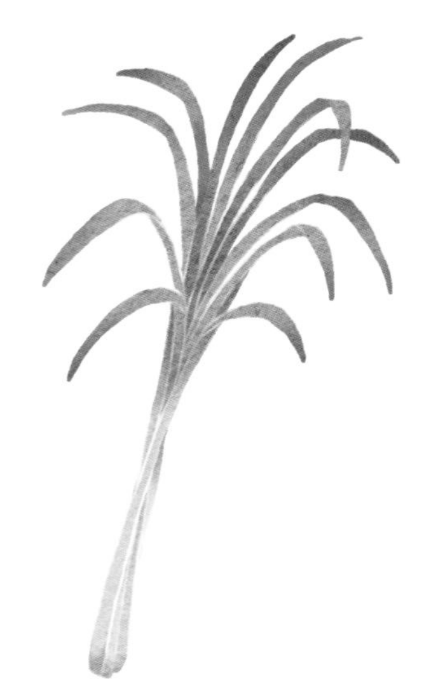

メリッサ（p.127参照）に似た、さわやかな香りが特徴の精油です。見かけはレモングラス（p.135参照）に似たイネ科の植物で、和名を「コウスイガヤ」といいます。1980年頃まではスリランカ原産のセイロン種（*C.nardus*）が中心でしたが、80年代からインドネシア原産のジャワ種（*C.winterianus*）が市場に登場。どちらもほぼ同じ特性です。なお、レモングラスの生葉はハーブティーなどで人気ですが、シトロネラの葉には臭みがあるので生では使われません。採油の際にも生葉は用いず、乾燥させた葉を使用することがほとんどです。除虫効果に定評があり、虫よけキャンドルなどの防虫グッズの原料となっています。また、香水や石けん、デオドラント製品の香料としても人気があります。

香りの特徴

軽い甘さがある、さわやかなレモンのような香り

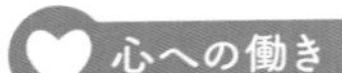
心への働き

1 気持ちを前向きにさせ、落ち込みをやわらげる。
2 疲れをとり、リフレッシュさせる。

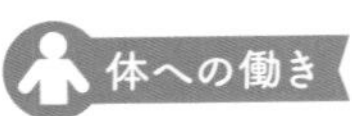
体への働き

頭痛、偏頭痛、肩こり、腰痛の痛みをやわらげる。

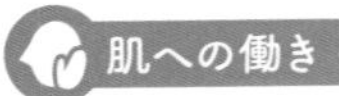
肌への働き

1 肌に弾力を与える。
2 体臭を抑える。

揮発度 トップノート　**香りの強さ** 中～強め

使い方

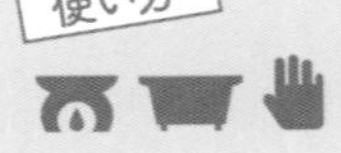

蚊よけのルームフレグランスとして芳香浴やルームスプレーで使う。

【 植物のデータ 】

原料になる植物	シトロネラ。インド原産のイネ科の多年草で、高温多湿な地域に生育する丈夫な草。細長い葉が特徴。
学名	*Cymbopogon nardus*（セイロン種） *Cymbopogon winterianus*（ジャワ種）
科名	イネ科
おもな産地	インドネシア、スリランカ、南米

【 精油のデータ 】

採油部位	全草
採油方法	水蒸気蒸留法
作用	抗炎症、抗菌、抗真菌、鎮静、防虫
おもな成分	ゲラニオール、シトロネロール、シトロネラール、リモネン、カンフェン、酢酸ゲラニル
相性のいい精油	イランイラン、サイプレス、ティートリー、ネロリ、ペパーミント、ベルガモット、ユーカリ、ラベンダー

使用上の注意　①妊娠中・授乳中の使用は避ける。②刺激性があるため、低濃度での使用がおすすめ。

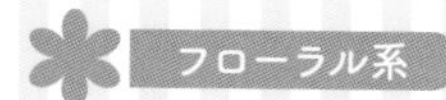

エキゾチックで甘美な香りは、女性の強い味方となる

ジャスミン

Jasmine

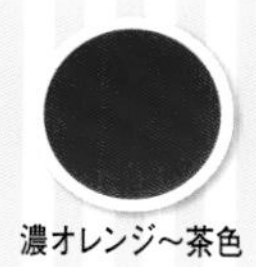

濃オレンジ〜茶色

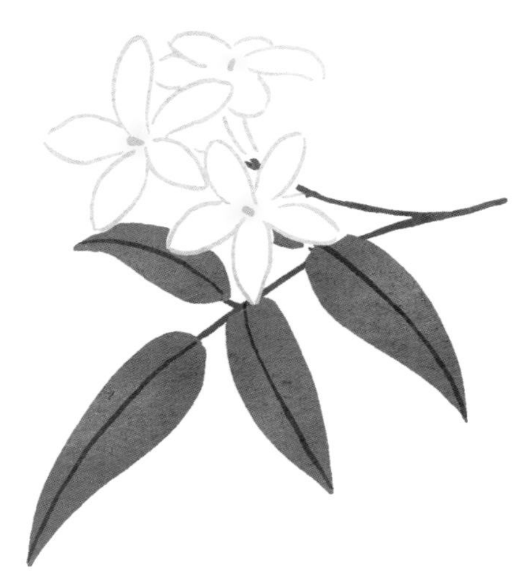

ムスク（じゃこう）にも似たエキゾチックで甘美な香りをもち、「香りの王」と呼ばれるにふさわしい精油です。ジャスミンの香りには催淫効果があるとされ、インドやアラビアでは古くから媚薬として用いられていました。クレオパトラが愛した香りとしても知られています。香水に欠くことのできない原料ですが、1000kgの花から1kgぐらいしか採れないほど採油量が少なく、そのうえ花の採取に手間がかかるため、非常に高価。熱で香りが壊れやすいため、溶剤抽出法で抽出された「アブソリュート」と呼ばれる精油です。また、ホルモンのバランスを調整して月経に伴うトラブルを緩和したり、子宮収縮を促す作用があるため、分娩促進に用いられるなど、さまざまな面で女性に役立つといえます。

香りの特徴

「香りの王様」の名にふさわしい、陶酔させるように甘くエキゾチックな高級感のある香り

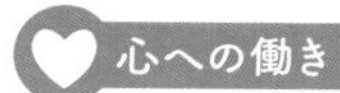

1 気持ちの高ぶりをしずめる。
2 躁うつをやわらげる。

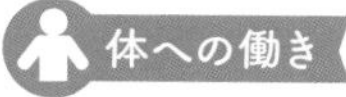

月経痛をやわらげたり、母乳の出を促す。

揮発度 ミドルノート　香りの強さ 強め

【植物のデータ】

原料になる植物	ジャスミン。和名オオバナソケイ。2～6mに生長する、イラン、北インド原産のつる性の低木。夏から秋に開花する花の摘みとりは芳香が最も強くなる夜間に行われる。
学名	*Jasminum officinale, Jasminum grandiflorum*
科名	モクセイ科
おもな産地	エジプト、アルジェリア、インド、モロッコ、フランス、イタリア、コモロ、中国

【精油のデータ】

採油部位	花
採油方法	揮発性有機溶剤抽出法（アブソリュート）
作用	強壮、血圧降下、抗炎症、興奮、鎮痙、鎮静、ホルモン様、催淫
おもな成分	安息香酸ベンジル、酢酸ベンジル、酢酸フィチル、フィトール、イソフィトール、リナロール、cis-ジャスモン、インドール、ジャスミンラクトン
相性のいい精油	オレンジ・スイート、サンダルウッド、ゼラニウム、ネロリ、ベルガモット、メリッサ

使い方

マンダリン、ラベンダーとブレンドすると、妊娠線を目立たなくするトリートメントオイルになる。

使用上の注意 ①妊娠中・授乳中の使用は避ける。②刺激性があるため、低濃度での使用がおすすめ。

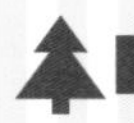
樹木系　ジンでおなじみ、空気と体を浄化する癒やしの精油

ジュニパーベリー

Juniper Berry

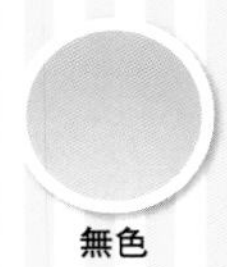
無色

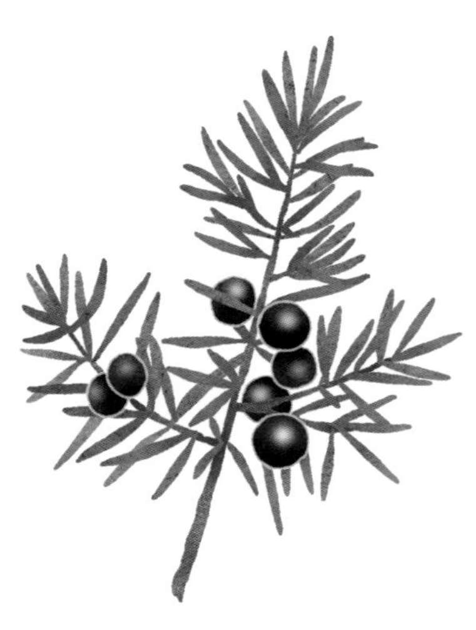

松葉のようなウッディーでさわやかな香りが特徴の精油です。原料のジュニパーベリーは、ヨーロッパでは昔から「悪魔払いのハーブ」として知られていました。殺菌作用があり、悪魔＝病気を追い払う力があるとされたため。当時のフランスでは、病院内の空気浄化のため、ジュニパーベリーの枝を焚(た)いていたそうです。空気を浄化したり、余分な水分や毒素を排出して体の浄化を促します。また余分な脂分をとり除き、肌のバランスをととのえます。消耗した心をリフレッシュしてくれるともいわれます。蒸留酒でおなじみのジンは、17世紀にオランダの医師フランシスクス・シルヴィウスが、利尿作用のあるジュニパーベリーで造った薬用酒が始まりです。

香りの特徴

深い森林を思わせるウッディーな香りの中に、かすかな果実のフレーバーを含む

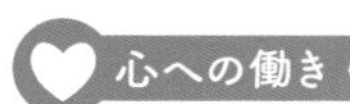
心への働き

1 気持ちをリフレッシュさせる。
2 気持ちを前向きにさせる。

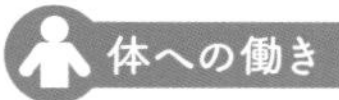
体への働き

1 体内の老廃物を排出させる。
2 食欲を正常にし、肥満を改善する。

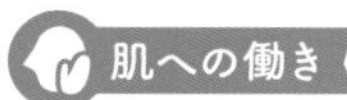
肌への働き

皮脂のバランスをととのえ、ニキビの治りを促す。

揮発度　トップノート　香りの強さ　中

使い方

むくみ解消のためのトリートメントオイルとして使う。

【植物のデータ】

原料になる植物	ジュニパー。和名セイヨウネズ。常緑低木ジュニパーに生る直径5～8㎝程度の青黒くて小さなやわらかい実を蒸留して精油にする。
学名	*Juniperus communis*
科名	ヒノキ科
おもな産地	アルバニア、イタリア、ハンガリー、フランス、クロアチア、ブルガリア、オーストリア、インド

【精油のデータ】

採油部位	球果
採油方法	水蒸気蒸留法
作用	うっ滞除去、強壮、抗炎症、殺菌、鎮痙、鎮痛
おもな成分	α-ピネン、サビネン、ミルセン、β-ピネン、リモネン、カンフェン、テルピネン-4-オール、β-trans-カリオフィレン
相性のいい精油	グレープフルーツ、サイプレス、サンダルウッド、ゼラニウム、ベルガモット、ローズマリー

使用上の注意　妊娠初期・分娩前後の使用は控え、妊娠後期、授乳期間中は半分の濃度で使用。

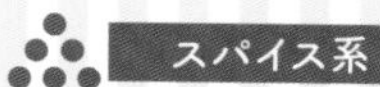

スパイス系　体を温め発汗を促し集中力を高めるショウガの精油

ジンジャー

Ginger

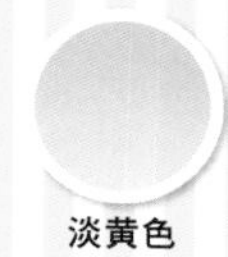

淡黄色

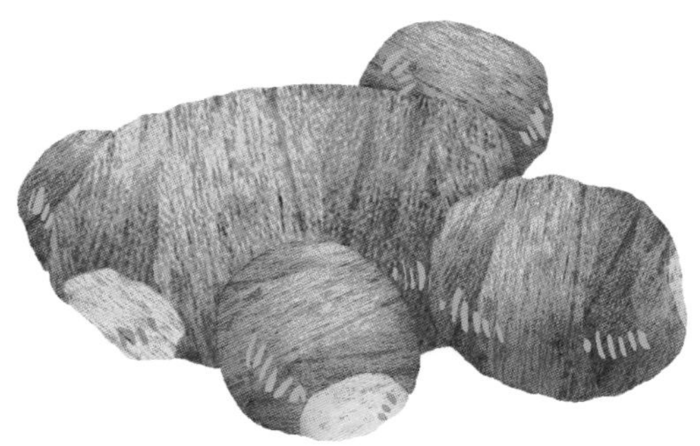

ショウガの根から採れる精油で、ピリッとしたスパイシーさの中に甘みのある香りが特徴です。血行促進、発汗、鎮痛、消化促進など、食用のショウガと同様の作用があるほか、感覚を鋭くして、集中力と記憶力を高める作用があるといわれています。また、媚薬としても有名。特にローズマリーとのブレンドは効果を高め、香りもよくなるのでおすすめです。古くから世界各地で食用および薬用に用いられ、中国では西暦500年前後にまとめられた『神農本草経（しんのうほんぞうきょう）』にも登場しています。中国伝統医学では、体を温め、血行をよくする生薬として重用され、心臓の強壮にも用いられました。日本でも、昔からのどの湿布やショウガ湯など、さまざまな民間療法に用いられています。

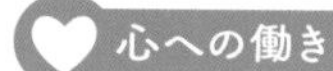

香りの特徴

ピリリとスパイシーで、スーッと気分がさわやかになる香り

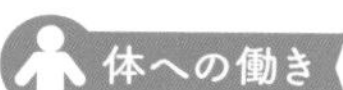

心への働き　冷めた心を明るく盛り上げる。

体への働き

1 鼻水を抑える。
2 肩こり、腰痛をやわらげる。
3 食欲低下、二日酔い、乗り物酔いをやわらげる。

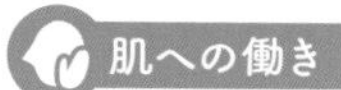

肌への働き　打ち身のあとの治りを促す。

揮発度　トップ～ミドルノート

香りの強さ　中～強め

使い方

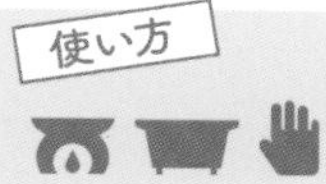

肩こりをやわらげるトリートメントオイルとして使う。

【植物のデータ】

原料になる植物	ショウガ。多年生のハーブで地中に伸びる根茎から葦のような茎を出す。熱帯諸国の大部分で栽培されているが、最も香りがよいのはジャマイカ産だとされている。
学名	*Zingiber officinale*
科名	ショウガ科
おもな産地	中国、アフリカ、西インド諸島、ジャマイカ

【精油のデータ】

採油部位	根茎
採油方法	水蒸気蒸留法
作用	血行促進、駆風、抗炎症、催淫、消化促進、鎮痙、発汗、食欲増進、鎮痛
おもな成分	ジンジベレン、β-セスキフェランドレン、β-ビサボレン、カンフェン、α-ピネン、リモネン
相性のいい精油	オレンジ・スイート、スペアミント、ゼラニウム、ユーカリ、ライム、レモン、ローズマリー

使用上の注意　①妊娠初期・分娩前後の使用は避ける。②刺激性があるため、低濃度での使用がおすすめ。

ハーブ系　心と体をリフレッシュさせるマイルドなミントの香り

スペアミント

Spearmint

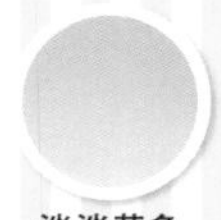
淡淡黄色

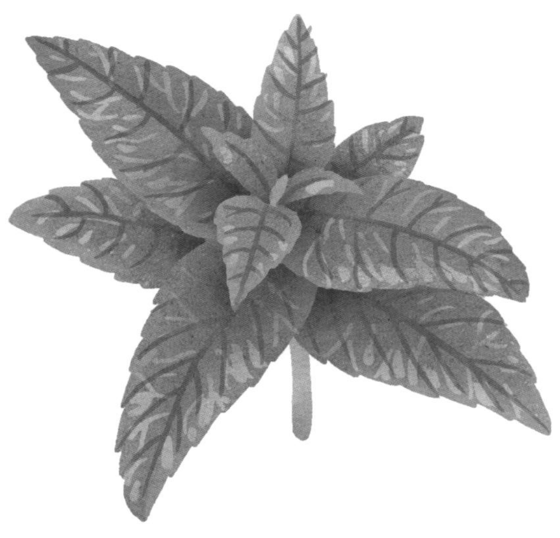

ミントのさわやかで心地よい香りが、気分をリフレッシュしてくれる精油です。ペパーミントより香りがマイルドで刺激が少ないので、精神的に疲れているときに効果的。抗炎症作用や消化器系の強壮作用があり、口臭予防や頭痛解消、呼吸器系のトラブルにも働きかけます。ミントは交雑種を含めると600種以上にもなるといわれますが、スペアミントは比較的原種に近い種です。日本ではメントール臭の強いペパーミントが人気ですが、ヨーロッパではスペアミントのほうがポピュラー。古代ギリシャでは香料や浴室のハーブとして、あるいは強壮剤として用いられ、さらに中世には、口腔衛生剤や歯の美白剤としても人気があったそうです。現在でもお菓子やリキュールなどの香りづけに、幅広く活用されています。

香りの特徴

ガムやキャンディーでおなじみ、ペパーミントより刺激がなく透明感と甘さをあわせもつ香り

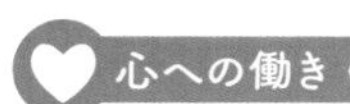
心への働き　疲れた心をリフレッシュさせる。

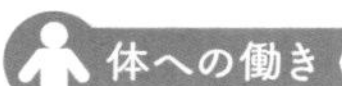
体への働き

1 便秘の症状をやわらげる。
2 頭痛をやわらげる。
3 吐きけを抑え、乗物酔いを改善する。

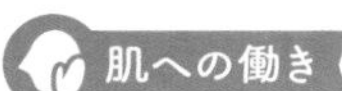
肌への働き　かゆみを抑える。

揮発度　トップノート　　香りの強さ　中

【植物のデータ】

原料になる植物	スペアミント。地中海地方と北アフリカ原産。90cm程度の高さに生長する多年草で、先のとがったしわのある葉と紫色の花が特徴。スペアは「槍」の意味。
学名	*Mentha spicata*
科名	シソ科
おもな産地	アジア、インド、アメリカ、イギリス

【精油のデータ】

採油部位	全草
採油方法	水蒸気蒸留法
作用	強壮、駆風、抗炎症、抗真菌、殺虫、刺激、消臭、鎮痙、通経、分娩促進、防虫
おもな成分	メントール、ℓ-カルボン、リモネン、ミルセン、1,8 シネオール
相性のいい精油	グレープフルーツ、バジル・リナロール、リンデン、ローズマリー

使い方

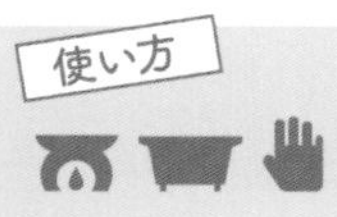
消化を促す芳香浴に。

使用上の注意　①妊娠中・授乳中の使用は避ける。②刺激性があるため、低濃度での使用がおすすめ。

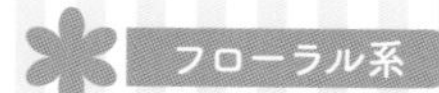
心身のバランスをととのえる力強く甘い香り

ゼラニウム

別名：ローズゼラニウム

Geranium

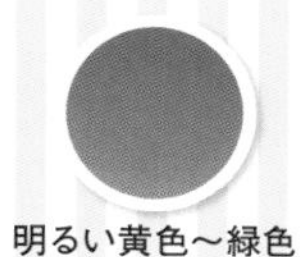
明るい黄色〜緑色

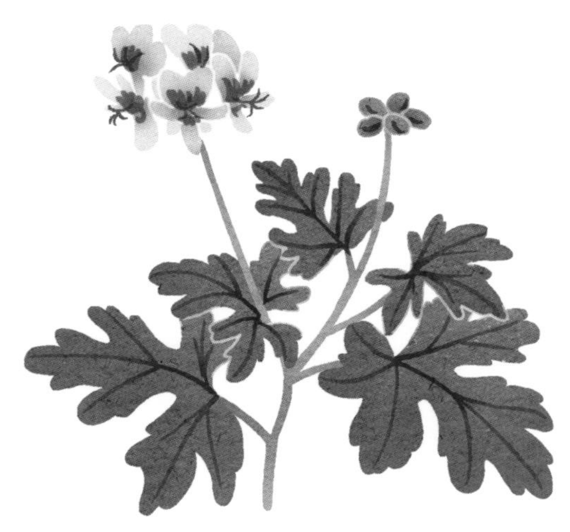

フローラルで、甘く優雅な香りの精油です。ローズと同じ芳香成分であるゲラニオールやシトロネロールなどを多く含み、ローズに似た香りがほのかにすることから「ローズゼラニウム」の別名があります。この香りには、心身ともにさまざまなバランスを保つ作用があり、落ち込んだ気分を明るくし、ホルモンバランスをととのえ婦人科系の症状をやわらげるほか、リンパの滞りをよくしてセルライトやむくみの解消を促したり、皮脂バランスをととのえる働きがあるといわれます。南アフリカ原産で、精油はセンテッドゼラニウムと総称される芳香のある栽培種の代表、ローズゼラニウムから採油されます。レユニオン島産が最も香りが高いといわれ、かつてこの島がブルボン島と呼ばれたことから、「ブルボンゼラニウム」とも呼ばれます。

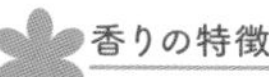
香りの特徴

別名「ローズゼラニウム」。ローズに似て、ローズより重量感のある甘い香り

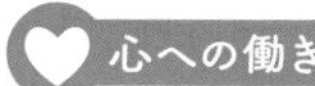
心への働き　沈んだ気分をやわらげ、明るく盛り上げる。

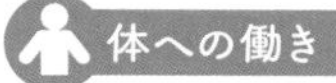
体への働き　ホルモンバランスをととのえ、月経前緊張症、更年期障害の症状をやわらげる。

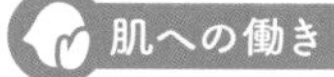
肌への働き
1 皮脂のバランスをととのえる。
2 しっしん、やけどの痛みや炎症をやわらげる。

揮発度 ミドルノート　**香りの強さ** 強め

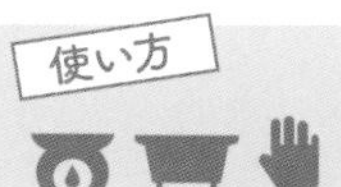

肌へのさまざまな効果を生かしてスキンケアに使う。

【 植物のデータ 】

原料になる植物	ゼラニウム。和名ニオイテンジクアオイ。小さなピンク色の花と、へりのギザギザしたとがった葉の多年草。
学名	*Pelargonium graveolens,* *Pelargonium odoratissimum*
科名	フウロソウ科
おもな産地	フランス、エジプト、イタリア、スペイン、仏領レユニオン島、モロッコ、南アフリカ、アルジェリア、マダガスカル

【 精油のデータ 】

採油部位	葉
採油方法	水蒸気蒸留法
作用	抗うつ、抗炎症、抗菌、弛緩、収れん、鎮痙、鎮静、皮膚弾力回復、ホルモン様
おもな成分	シトロネロール、ゲラニオール、リナロール、蟻酸シトロネリル、蟻酸ゲラニル、イソメントン、メントン、ローズオキサイド
相性のいい精油	クラリセージ、グレープフルーツ、サイプレス、サンダルウッド、シダーウッド、シトロネラ、ジャスミン、ジュニパーベリー、ネロリ、ベルガモット、ラベンダー

使用上の注意　①妊娠初期・分娩前後の使用は控え、妊娠後期、授乳期間中は半分の濃度で使用。
②刺激性があるため、低濃度での使用がおすすめ。

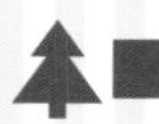

樹木系 オーストラリアの先住民を守ってきた万能精油

ティートリー

Tea Tree (Ti-tree)

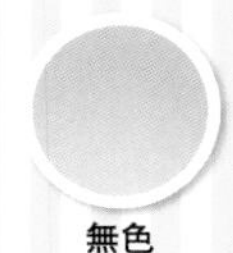

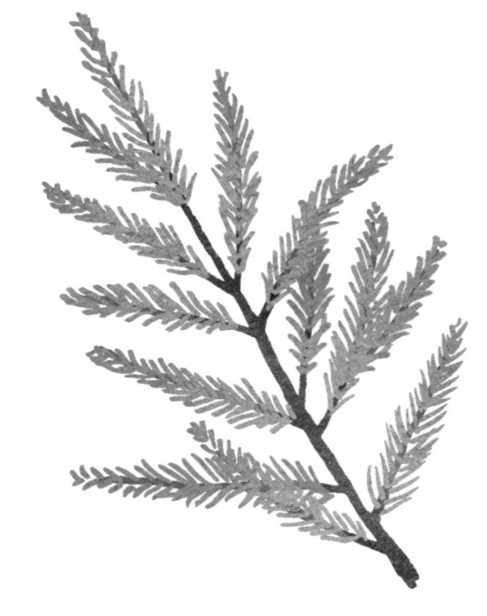

ティートリーは、オーストラリア原産の非常に香りが強い植物を原料とする精油です。古くから、先住民アボリジニが感染症や傷などさまざまな症状に効果のある万能薬として使ってきました。アボリジニが葉をお茶に用いていたことからこの名がありますが、「チャの木」とは無縁のフトモモ科の植物です。精油は強い抗菌力をもち、免疫力を高める働きがあることで知られます。ティートリーの効力の科学的証明は、オーストラリアのペンフォールド博士により、1925年に発表されました。強力な抗菌力をもつと同時に肌に対する刺激性も比較的少ない天然の消毒薬として、世界中に広まったことでも知られます。近年は花粉症やインフルエンザ対策としても注目を集めています。

香りの特徴

すっきりとクールでありながら、刺激が少ない好感度の高い香り

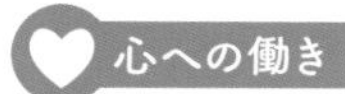

傷ついた心を癒やし、リフレッシュさせる。

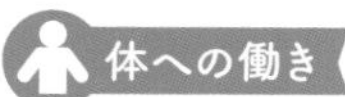

1 気管支系の痛みや炎症をやわらげる。
2 感染症を防ぐ。

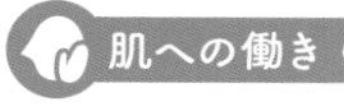

1 やけど、日焼けによる炎症をしずめる。
2 ニキビ、虫刺され、切り傷の治りを促す。

揮発度 トップノート　香りの強さ 強め

使い方

すり傷、切り傷用のクリームに使う。

【植物のデータ】

原料になる植物	ティートリー。オーストラリア原産の常緑低木。沼地や湖畔など湿りけのある土地に自生する。
学名	*Melaleuca alternifolia*
科名	フトモモ科
おもな産地	オーストラリア、ジンバブエ

【精油のデータ】

採油部位	葉
採油方法	水蒸気蒸留法
作用	うっ滞除去、強壮、抗ウイルス、抗炎症、抗カタル、抗菌、抗真菌、免疫調整
おもな成分	α-テルピネン、γ-テルピネン、α-ピネン、テルピネオール、テルピネン-4-オール、1,8 シネオール
相性のいい精油	オレンジ・スイート、サイプレス、マンダリン、ユーカリ、ラベンダー、レモン、ローズマリー

使用上の注意 ①妊娠初期・分娩前後の使用は控え、妊娠後期、授乳期間中は半分の濃度で使用。
②刺激性があるため、低濃度での使用がおすすめ。

樹木系　**頭をすっきりさせるクリアな香りの精油**

ニアウリ

Niaouli

無色

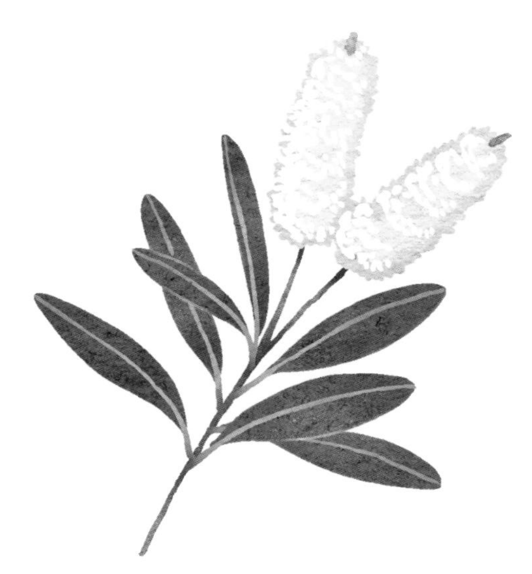

クリアで、すがすがしい香りをもち、ティートリー（p.106参照）と似た働きをもつ精油です。原料のニアウリは、ニューカレドニアを代表するフトモモ科の植物で、カユプテ（p.93参照）とも極めて近縁です。すぐれた殺菌作用を発揮することから、「ニューカレドニアにマラリアが見られないのは、自生するニアウリが強力な殺菌消毒剤となって空気を浄化しているから」ともいわれていました。かつて同じフランス領東インドで生産された精油が、ゴメンの港から出荷されていたことから、「ゴメノール」とも呼ばれていました。ティートリーよりも強い香りがしますが、刺激性は低くおだやかに作用するため、子どもにも安心して使えます。呼吸器系に働きかけ、風邪やぜんそく、気管支炎などの炎症をやわらげ、痛みを抑える働きがあるとされます。

香りの特徴

クリアですがすがしく、少し刺激のあるグリーン系の香り

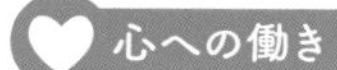

心への働き

1 頭脳を明晰にさせ、集中力を高める。
2 憂うつな気分をやわらげる。

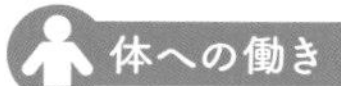

体への働き

1 呼吸器系の痛みや炎症をやわらげる。
2 関節の痛みをやわらげる。

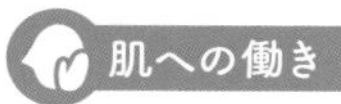

肌への働き

ニキビや吹き出物、水虫の治りを促す。

揮発度　ミドル〜トップノート　香りの強さ　強め

使い方

風邪のときの芳香浴に使う。

【 植物のデータ 】

原料になる植物	ニアウリ。ニューカレドニア原産。現在はオーストラリアに豊富に生育する常緑低木。
学名	*Melaleuca quinquenervia*
科名	フトモモ科
おもな産地	マダガスカル、オーストラリア、ニューカレドニア

【 精油のデータ 】

採油部位	葉と枝
採油方法	水蒸気蒸留法
作用	去痰、抗ウイルス、抗炎症、抗カタル、抗菌、殺菌、ホルモン様、免疫調整
おもな成分	1,8シネオール、α-ピネン、リモネン、α-テルピネン、ネロリドール、ビリディフロール、α-テルピネオール、β-カリオフィレン
相性のいい精油	オレンジ・スイート、サンダルウッド、ペパーミント、ライム、ラベンダー、レモン、ローズマリー

使用上の注意　①妊娠中・授乳中の使用は避ける。②刺激性があるため、低濃度での使用がおすすめ。

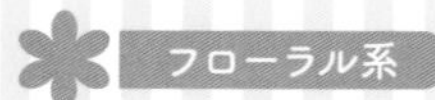

イタリア・ネロラ公国の公妃が愛した優雅な花の精油

ネロリ

Neroli

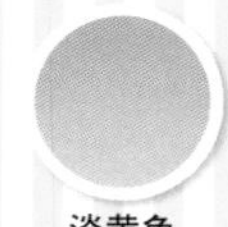

淡黄色

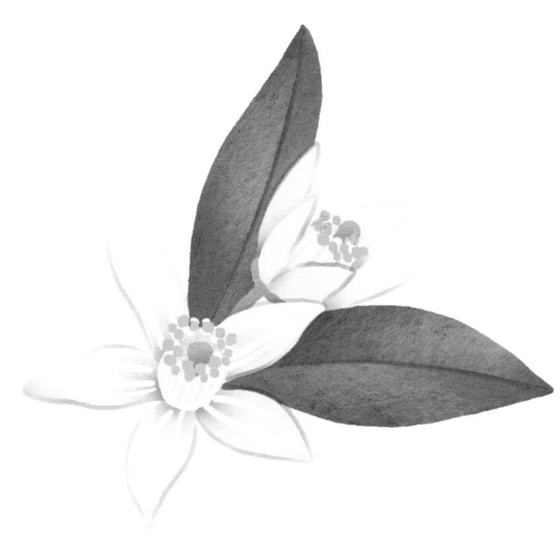

ビターオレンジの花から採れる精油です。柑橘系のさわやかさとフローラルの優美さを合わせたすばらしい芳香をもちますが、ローズやジャスミンと同じく採油率が低いため、とても高価な精油の一つ。成分のネロリドールはホルモン分泌に作用し、PMS（月経前症候群）や更年期障害など、女性のトラブルをやわらげる働きがあるとされています。ネロリの名は、17 世紀のイタリア・ネロラ公国の公妃アンナ・マリアが好み、パリの社交界に紹介したことから名づけられました。ビターオレンジからはネロリのほか、枝葉から「プチグレイン」(p.116 参照)、果皮から「ビターオレンジ」の精油が採れますが、香りはそれぞれ異なります。精油を蒸留する際に得られるオレンジフラワーウォーターも、肌のバランスをととのえる化粧水に最適です。

香りの特徴

ビターオレンジの花から採れるフレッシュですがすがしい優雅な香り

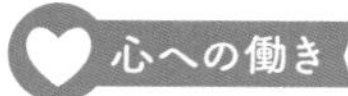

1 不安、緊張をほぐし、気持ちを落ち着かせる。
2 交感神経をしずめ、不眠症を改善する。

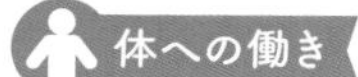

1 下痢の症状をやわらげる。
2 血行をよくする。
3 催淫効果がある。

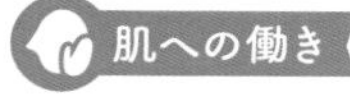

肌に弾力を与え、しわやたるみを防ぐ。

揮発度 ミドルノート　香りの強さ 強め

使い方

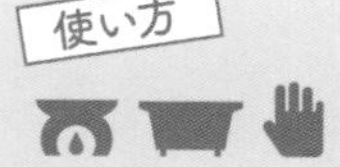

アンチエイジングのためのフェイシャルトリートメントに。

【 植物のデータ 】

原料になる植物	ビターオレンジ。和名ダイダイ。開花したばかりの花から抽出される。特にネロリ・ビガラード油と呼ばれるものは最高級といわれている。
学名	*Citrus×aurantium*
科名	ミカン科
おもな産地	エジプト、フランス、モロッコ、イタリア、チュニジア、ポルトガル、スペイン、コモロ

【 精油のデータ 】

採油部位	花
採油方法	水蒸気蒸留法
作用	強壮、血圧降下、抗うつ、抗炎症、催淫、鎮痙、鎮静
おもな成分	リナロール、ゲラニオール、ネロール、酢酸リナリル、リモネン、β-ピネン、ネロリドール
相性のいい精油	イランイラン、オレンジ・スイート、サンダルウッド、ジャスミン、ゼラニウム、ローズ、パルマローザ、プチグレイン、ベルガモット、ライム、ラベンダー、ローズマリー

使用上の注意 妊娠初期・分娩前後の使用は控え、妊娠後期、授乳期間中は半分の濃度で使用。

樹木系　**殺菌効果が高く、気分を落ち着かせる松の精油**

パインニードル

Pine Needle

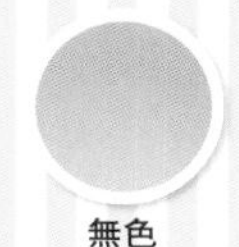

無色

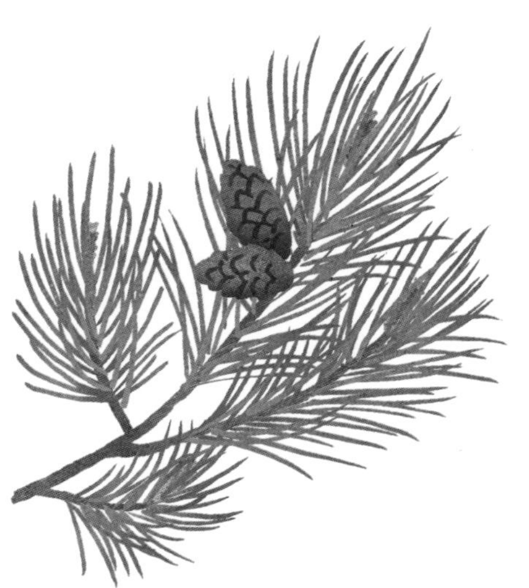

松の球果から抽出される、森林の若葉を思わせるさわやかな香りの精油です。香りが空気を浄化し、呼吸器系に働いて炎症や感染症をやわらげるとされ、石けんや入浴剤などの原料として広く用いられています。ただし刺激が強いので、スキンケアにはごく少量を用いるようにします。パインの精油には、海岸マツ、ロングリーフパイン、スコットランドパインなどの種類があり、成分や効果は異なります。なかでも、ハイマツ（*P. mugo*）やドゥオーフパイン（*P.pumilio*）と呼ばれる種類は、ヨーロッパでは皮膚病の治療や、呼吸器の吸入に使用しますが、刺激が強いため一般的なアロマテラピーでは使用しません。現在、シックハウスの原因となるホルムアルデヒドを分解する作用が高いのではないかと、注目されています。

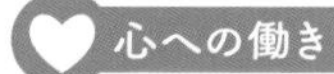

香りの特徴

鋭く刺激的だが心にしみ入るフレッシュな針葉樹の香り

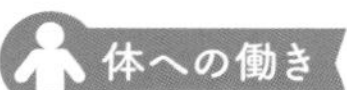

心への働き　疲れた心をやわらげ、元気にさせる。

体への働き

1 呼吸器系の痛みや、鼻づまりをやわらげる。
2 血液循環を刺激し、関節の痛みをやわらげる。

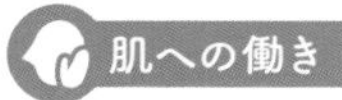

肌への働き　しっしんや切り傷の炎症をしずめる。

揮発度 ミドルノート　**香りの強さ** 中〜強め

使い方

緊張をゆるめたいとき、ハンカチに1滴落とし吸入する。

【 植物のデータ 】

原料になる植物	パイン。北欧、北東ロシア、スカンジナビアで見られる大きな針葉樹。大半はスコットランドパインとノルウェーパインから抽出。
学名	*Pinus sylvestris*
科名	マツ科
おもな産地	オーストリア

【 精油のデータ 】

採油部位	球果
採油方法	水蒸気蒸留法
作用	強壮、去痰、抗炎症、抗菌、鎮痙
おもな成分	α-ピネン、リモネン、カンフェン、酢酸ボルニル
相性のいい精油	クローブ、サイプレス、シダーウッド、タイム、ティートリー、ニアウリ、ユーカリ、ラベンダー、ローズマリー

使用上の注意　①妊娠中・授乳中の使用は避ける。②刺激性があるため、低濃度での使用がおすすめ。

ハーブ系　心を落ち着かせる個性のある香り

バジル・リナロール

Basil Linalool

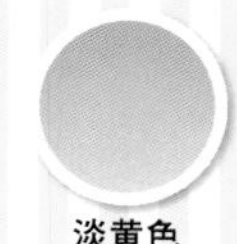

淡黄色

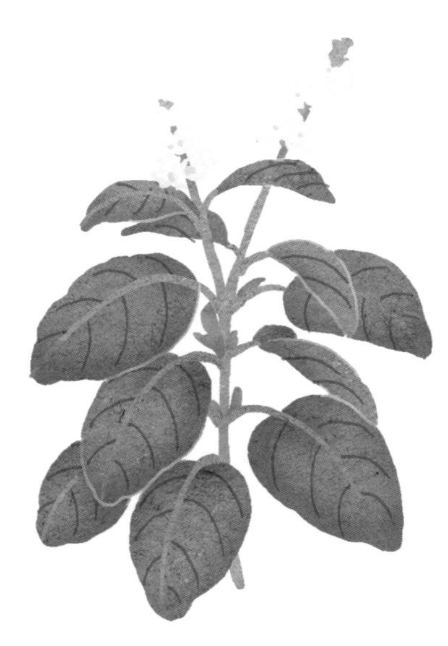

スパイシーで甘い香りをもち、集中力をアップさせるとして知られ、ほかの精油とのブレンドに使用するとすばらしい香りづけとなる精油です。古くから薬草として用いられ、全草から独特の強い香りを放つ、日本でもおなじみのハーブ。名前は「王」を意味するギリシャ語に由来するといわれ、古代ギリシャでは王宮の香りとして使ったといわれています。バジルにはたくさんの種類があります。原料植物であるバジル・スイートにもその特徴となる成分によって、カンファー、オイゲノール、リナロールなど、いくつかのケモタイプ（p.53参照）があります。バジル、リナロールは鎮静作用が高い成分リナロールが多く含まれています。

香りの特徴

料理用として日本人にもポピュラーなハーブのスパイシーだがやさしい甘さをもつ香り

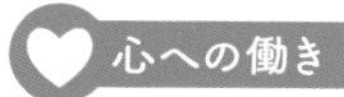

心への働き
1 意識をクリアにし、集中力を高める。
2 心をしずめリラックスさせる。

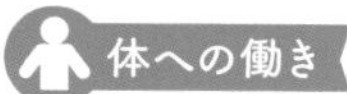

体への働き
1 呼吸器系の痛みをやわらげる。
2 筋肉や関節の痛みをやわらげる。

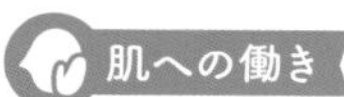

肌への働き
虫刺されのかゆみに効果がある。

揮発度 トップノート　**香りの強さ** 中

【植物のデータ】

原料になる植物	バジル・スイート。アジアと太平洋諸島原産のハーブ。料理に使われるのがポピュラーだが、昔から薬草としても使用されている。
学名	*Ocimum basilicum*
科名	シソ科
おもな産地	エジプト、北アフリカ、フランス、キプロス島

【精油のデータ】

採油部位	葉と花
採油方法	水蒸気蒸留法
作用	強壮、血圧降下、消化促進、鎮痙、鎮静、免疫調整
おもな成分	リナロール、オイゲノール、1,8-シネオール
相性のいい精油	クラリセージ、サンダルウッド、ゼラニウム、ベルガモット、メリッサ、ラベンダー

使い方

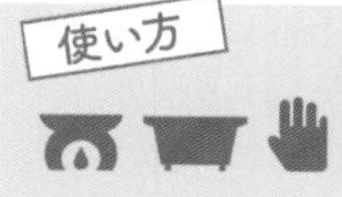

勉強中に他の精油とブレンドして芳香浴に。

使用上の注意　①妊娠中・授乳中の使用は避ける。②刺激性があるため、低濃度での使用がおすすめ。

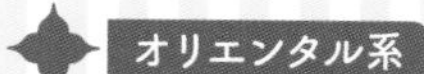

高級織物の防虫剤としても使われた独特の香り

パチュリ

別名：パチョリ

Patchouli

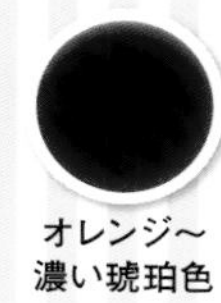

オレンジ～
濃い琥珀色

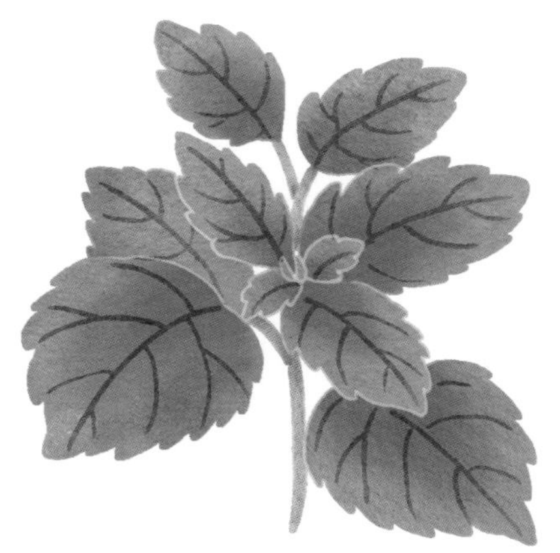

エキゾチックで独特の芳香をもつ精油です。個性の強い香りですが、時間とともに熟成して、やがてローズにも似た芳醇な香りをかもし出すまでになります。ほかの香りを長もちさせる「保留剤」としても使われます。この香りには防虫作用があり、インドでは虫よけとして広く用いられています。かつてはインドからヨーロッパに輸出された高価な織物やショールに防虫剤として使われ、この香りがインド産の証しにもなったほど。また、マレーシアやインド、中国などでは、虫刺されや蛇にかまれたときの解毒剤としても使用されました。精油は皮膚の再生を促し、肌荒れやしっしんをやわらげるとされるほか、催淫作用も有名です。地上部を乾燥させたものが、「カッコウ」の名で生薬として使われています。

香りの特徴

好き嫌いがはっきり分かれる個性をもつ、スモーキーでエキゾチックな香り

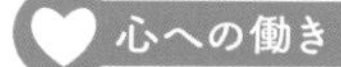

1 気持ちをおだやかにし情緒を安定させる。
2 意識をクリアにし、判断力を高める。

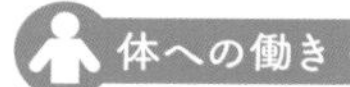

1 筋肉痛、腰痛を改善する。
2 催淫作用を促す。

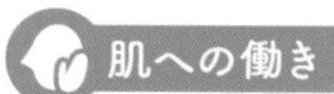

あかぎれ、しっしんの治りを促す。

揮発度 ベースノート　香りの強さ 中

【 植物のデータ 】

原料になる植物	パチュリ。別名パチョリ。東南アジアが原産地の多年草。日当たりがよい肥沃な土地を好み、花はあまり咲かない。
学名	*Pogostemon patchouli, Pogostemon cablin*
科名	シソ科
おもな産地	アメリカ、インドネシア、インド、マレーシア、スリランカ、ミャンマー、パラグアイ、ブラジル

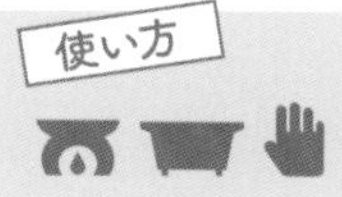

肌荒れ、切り傷をいたわるハンドクリームに。

【 精油のデータ 】

採油部位	葉
採油方法	水蒸気蒸留法
作用	うっ滞除去、抗炎症、催淫、皮膚細胞再生、防虫、ホルモン様
おもな成分	パチュロール、パチュリアルコール、α-ブルネッセン、α-パチュレン、クミンアルデヒド、オイゲノール、β-カリオフィレン、ノルパチュレノール
相性のいい精油	クラリセージ、ゼラニウム、ブラックペッパー、フランキンセンス、ミルラ、ラベンダー

使用上の注意 妊娠初期・分娩前後の使用は控え、妊娠後期、授乳期間中は半分の濃度で使用。

ハーブ系　爽快な清涼感が愛されるジャパニーズミントの精油

ハッカ

Japanese mint

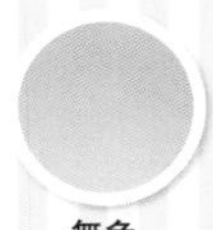
無色

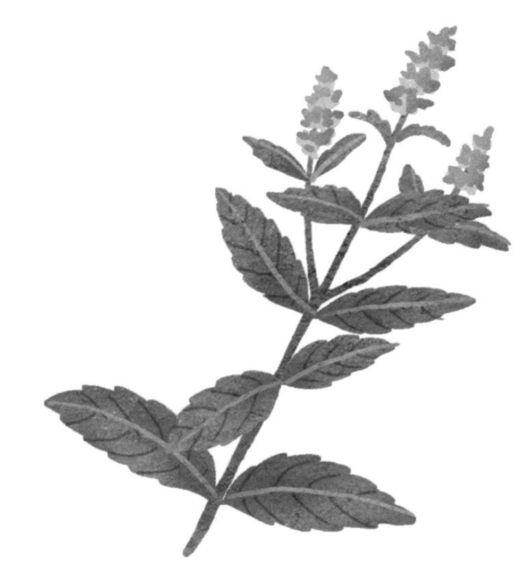

日本に自生する和種ハッカ（ジャパニーズミント）の精油です。主成分であるメントールがペパーミントの約1.5倍と多いため、より強い清涼感があります。すーっとする香りはストレスを癒やし、消化促進・鎮痛作用もあります。ミント類は多品種ありますが、和種ハッカは比較的寒さに強いのが特徴です。万葉の時代にすでに、疲れ目を癒やす薬草として用いられたそうです。ハッカの栽培は、江戸時代に現在の岡山や広島から始まり、明治以降は北海道の北見に生産の基盤が移りました。メントールを採ることが目的で、1939（昭和14）年には日本産が世界の生産量の約70%を占めるまでに成長し、その8割が北見地方の生産でした。戦争により一時生産が途絶え、戦後はブラジルや中国などの安価なハッカに押されて衰退しましたが、近年再び注目を集めています。

香りの特徴

ペパーミントの1.5倍のメントールを含む、清涼感の強いすがすがしい香り

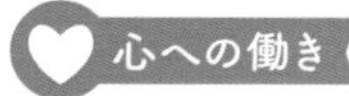
心への働き　ストレスをやわらげる。

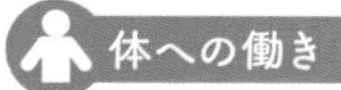
体への働き
1 筋肉の痛みをやわらげる。
2 消化を助ける。

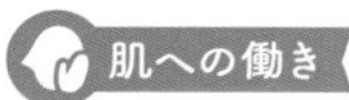
肌への働き　肌を清潔に保つ。

揮発度　トップノート　　香りの強さ　強め

使い方

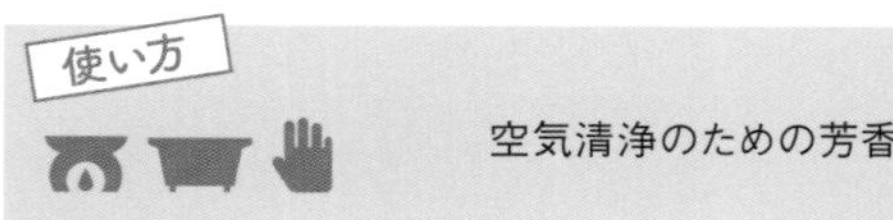

空気清浄のための芳香浴に。

【植物のデータ】

原料になる植物	ハッカ。北海道が主産地。シソ科の多年草。夏・秋に淡紅紫色の唇形花を咲かせる。
学名	*Mentha arvensis*
科名	シソ科
おもな産地	日本、インド、中国

【精油のデータ】

採油部位	全草
採油方法	水蒸気蒸留法
作用	殺菌、収れん、消化促進、鎮痙、鎮痛、冷却
おもな成分	メントール、メントン、リモネン
相性のいい精油	クラリセージ、グレープフルーツ、サイプレス、ペパーミント、ベルガモット、ユーカリ

使用上の注意　①妊娠初期・分娩前後の使用は控え、妊娠後期、授乳期間中は半分の濃度で使用。
②刺激性があるため、低濃度での使用がおすすめ。

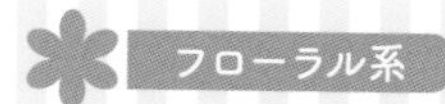
フローラル系 ほんのりローズの香りがする親しみやすい精油

パルマローザ

Palmarosa

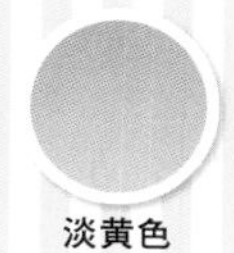
淡黄色

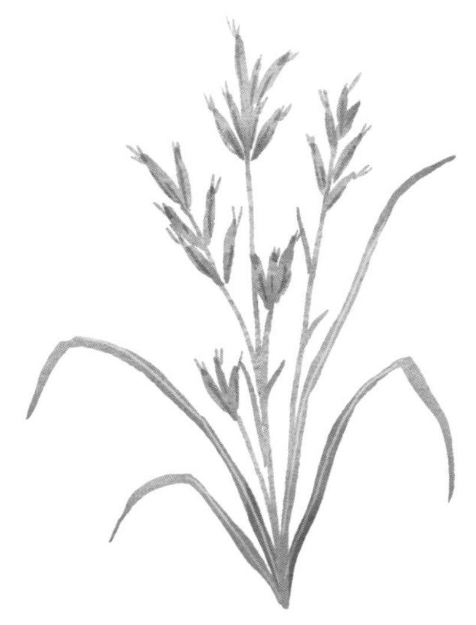

ローズやゼラニウムにも含まれるゲラニオールが主成分で、ローズを思わせる香りをもつ精油です。香りは、バランスが乱れた心を安定させるといわれています。美容にもよいとされ、しわやたるみの予防、肌を引き締める収れん作用があるといわれ、フェイシャルトリートメントやヘアケア剤によく用いられます。また比較的安価なため、ローズの精油のかわりに、化粧品や香水の香料としても使われます。パルマローザ自体はインド原産のイネ科の植物で、レモングラス（p.135参照）と近縁です。ゼラニウムに似た香りがするため「インディアンゼラニウム」「（インディアン）ロシャ」とも呼ばれます。現在はアフリカ、南米などでも広く栽培されますが、生産地によって香りが微妙に異なり、山間部で生育したものが上質とされています。

香りの特徴

ローズと同成分が含まれるため、かすかにバラを思わせるが、軽くドライな香り

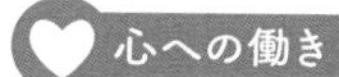
心への働き 不安定な情緒をしずめ、気持ちを明るくさせる。

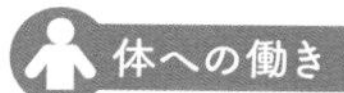
体への働き

1 感染症の予防、熱を下げるのを助ける。
2 食欲を増進させる。

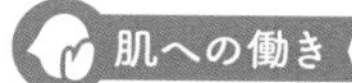
肌への働き

1 しわ予防をはじめ、皮膚の老化防止に効果がある。
2 肌の水分バランスと皮脂の分泌を正常にする。

揮発度 トップノート　**香りの強さ** 強め

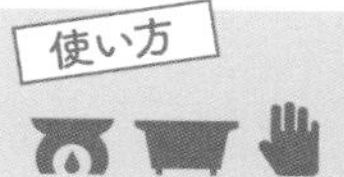

フケを抑えるヘアトリートメントオイルに。

【植物のデータ】

原料になる植物	パルマローザ。インド原産。成長したパルマローザの葉を乾燥させたものを蒸留。葉がよく乾いているほど収油量は多い。
学名	*Cymbopogon martini*
科名	イネ科
おもな産地	インド、コモロ、マダガスカル、セーシェル諸島

【精油のデータ】

採油部位	葉
採油方法	水蒸気蒸留法
作用	強壮、抗ウイルス、抗うつ、抗菌、抗真菌、興奮、収れん
おもな成分	ゲラニオール、リナロール、酢酸ゲラニル、β-カリオフィレン
相性のいい精油	カモミール、シトロネラ、ジャスミン、ベルガモット、ライム、ラベンダー、レモン、ローズ

使用上の注意 妊娠初期・分娩前後の使用は控え、妊娠後期、授乳期間中は半分の濃度で使用。

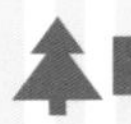

樹木系　**深いリラックスに導かれる森林浴と同じ力をもつ精油**

ヒノキ

Hinoki

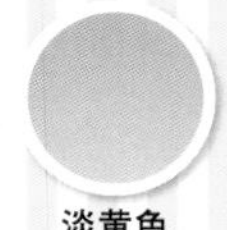

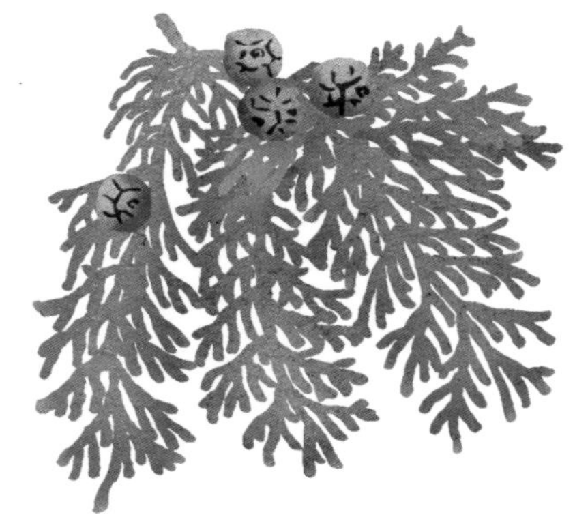

日本人にはおなじみの、さわやかな木の香りが気分を安定させ、リラックスさせてくれるヒノキの精油です。すぐれた抗菌・消臭・防虫作用をもつことが特徴。また、台湾産のタイワンヒノキは、精油が肌の活性化を促すとされるヒノキチオールを含むことでも注目されています。ヒノキは、地中海原産のサイプレスの近縁で、日本と台湾のみに分布し、ヨーロッパでは「ジャパニーズ・サイプレス」と紹介されることもあります。日本では、世界最古の木造建築である法隆寺をはじめとした寺社の建材や仏像の素材として、古くから重用されてきました。ちなみにヒノキの名には、油分が多く、こすり合わせると簡単に火がおこることから「火の木」になったという説もあります。

香りの特徴

ヒノキのもつさわやかな森林の香り。樟脳（しょうのう）のようなスパイシーさもある

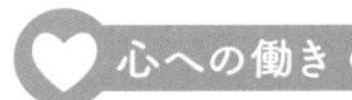

情緒を安定させリラックスさせる。

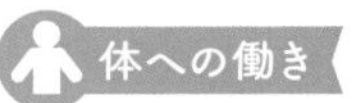

抗菌性が高く、虫よけにも効果がある。

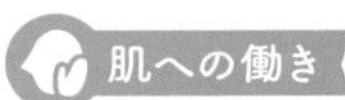

老化した肌を活性化させる。

揮発度 ベースノート　**香りの強さ** 中

使い方

空気を清浄にするエアフレッシュナーに。

【植物のデータ】

原料になる植物	ヒノキ。福島県および新潟県の山岳地帯から屋久島までの暖帯と温帯に分布する常緑高木。
学名	*Chamaecyparis obtusa*
科名	ヒノキ科
おもな産地	日本、台湾

【精油のデータ】

採油部位	木部
採油方法	水蒸気蒸留法
作用	抗菌、消臭、鎮静、防虫
おもな成分	α-ピネン、カジネン、カジノール、酢酸ボルニル、ヒノキチオール
相性のいい精油	オレンジ・スイート、サンダルウッド、シダーウッド、ラベンダー

使用上の注意　妊娠中・授乳中の使用は避ける。

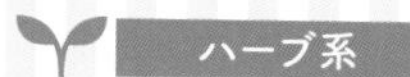
ハーブ系

古代ローマや中国で薬草として重宝された香り

フェンネル・スイート

Fennel Sweet

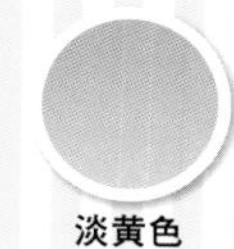
淡黄色

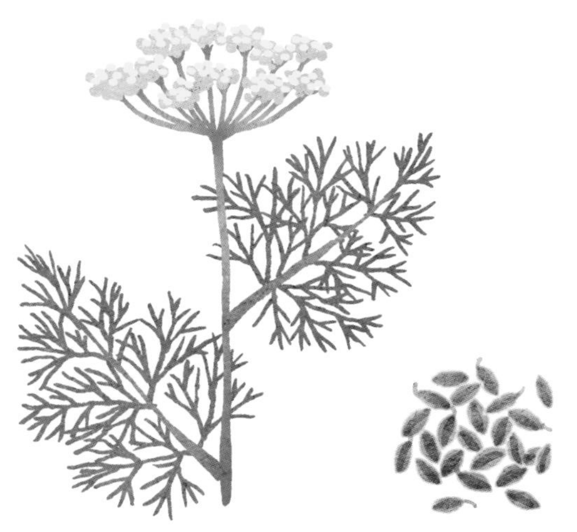

さわやかさの中に、ほんのりと甘くスパイシーな香りがする精油です。女性ホルモンのエストロゲンのような働きをもち、月経不順や更年期障害など女性特有のトラブルに役立つとされます。また、胃腸の働きをスムーズにしたり、むくみを解消したりと女性にうれしい特徴が。母乳の出をよくするともいわれます。漢方では茴香（ういきょう）と呼ばれ、その種子が体を温め胃腸の調子をととのえる生薬とされますが、ヨーロッパではスパイスやハーブティーとしてポピュラーな存在。インドでは食後の口臭消しに種をかむ習慣があります。古代ローマでは大蛇が視力をよくするためにこの汁を吸うと信じられ、博物学者プリニウスも、視力の衰えに効果のあるハーブとしてすすめています。

香りの特徴

セリ科のハーブ由来のさわやかさとスパイシーな甘さがほどよい香り

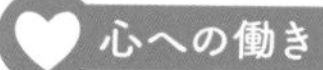
心への働き

月経前のイライラした気分をしずめる。

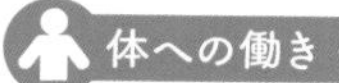
体への働き

1 むくみや皮下脂肪の解消に役立つ。
2 二日酔いや飲みすぎの不快感をやわらげる。
3 月経不順を正常化させる。

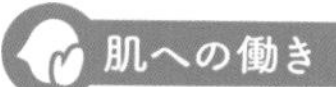
肌への働き

肌を清潔に保ち、丈夫にする。

揮発度 トップ〜ミドルノート　香りの強さ 中〜強め

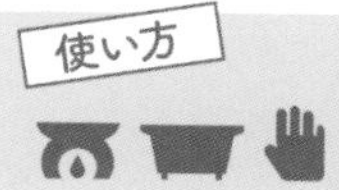
使い方

トリートメントオイルに。月経の不快症状をやわらげる。

使用上の注意 ①妊娠中・授乳中の使用は避ける。
②刺激性があるため、低濃度での使用がおすすめ。

【 植物のデータ 】

原料になる植物	フェンネルスイート。和名はウイキョウ。スペイン原産。草丈 2m に育つ多年草。黄色い花を咲かせ、葉は緑色で、ふさふさとして羽毛のよう。
学名	*Foeniculum vulgare*
科名	セリ科
おもな産地	ハンガリー、イタリア、地中海地方

【 精油のデータ 】

採油部位	種子
採油方法	水蒸気蒸留法
作用	うっ滞除去、去痰、抗炎症、消化促進、鎮痙、ホルモン様
おもな成分	trans -アネトール、リモネン、フェンコン
相性のいい精油	サンダルウッド、ラベンダー、レモン、ローズ

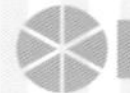

柑橘系

リフレッシュに最適なビターオレンジなどの枝葉から採れる精油

プチグレイン

Petitgrain

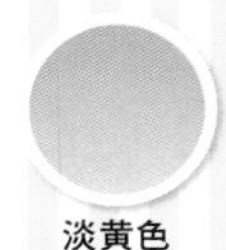

淡黄色

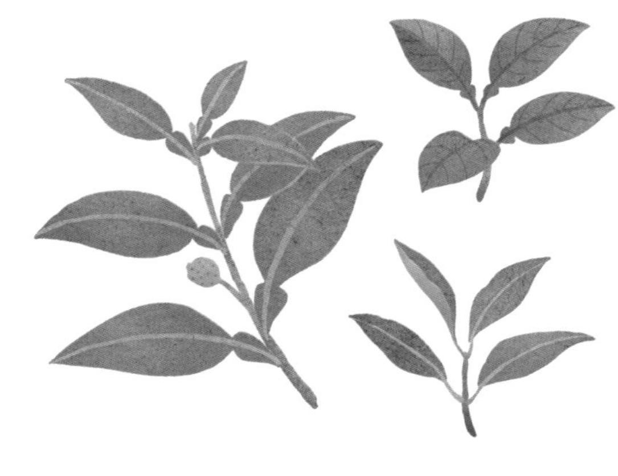

プチグレインとは「小さな実」という意味。柑橘系植物の枝葉から抽出される精油で、グリーン調に柑橘系がまざり合った、ドライで親しみやすい香りがします。原料植物は1つでなく、一般的にはビターオレンジから、また、レモン、マンダリンの枝葉などからも採油されます。怒りやパニックをしずめ、落ち込んだ心をリフレッシュするといったメンタル面への作用のほか、沐浴に使うとこりをほぐし、全身の筋肉をやわらげます。また、免疫を強化する作用があるといわれ、体全体の抵抗力を高めるのではないかと期待されています。現在、精油は枝葉から抽出しますが、かつては熟す前の小さな果実から採油していたため、「プチグレイン（小さな粒）」の名があります。たとえば、ビターオレンジを原料とするプチグレイン精油は、香りと働きも同じ原料のネロリ（p.108）に似ています。

香りの特徴

ハーブの香りを漂わせたフレッシュな柑橘系の香り

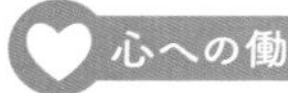

心への働き

1 怒りやパニックをしずめ気持ちをやわらげる。
2 ストレスを解消し、リフレッシュさせる。

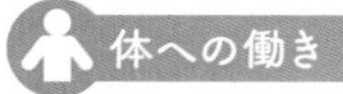

体への働き

筋肉のけいれんをやわらげる。

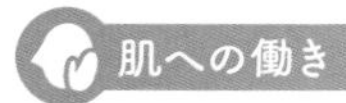

肌への働き

1 脂性肌向き。ニキビや吹き出物に有効。
2 肌のにおいを抑える。

揮発度 トップノート　**香りの強さ** 中

使い方

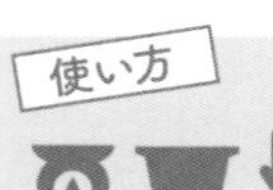

安眠を誘うバスオイルに。

使用上の注意 妊娠中、授乳中の使用は避ける。

【 植物のデータ 】

原料になる植物	ビターオレンジのほか、レモン、ベルガモット、マンダリンなどからも。それぞれプチグレインレモン、プチグレインベルガモットと区別されている。原産地などは各原料植物を参照。
学名	*Citrus aurantium* など
科名	ミカン科
おもな産地	パラグアイ、イタリア、スペイン

【 精油のデータ 】

採油部位	葉と枝
採油方法	水蒸気蒸留法
作用	強壮、血圧降下、抗うつ、鎮痙、鎮静、免疫調整、消臭
おもな成分	酢酸リナリル、酢酸ゲラニル、リナロール、ゲラニオール、リモネン、オシメン
相性のいい精油	カモミール、サイプレス、サンダルウッド、ベルガモット、ラベンダー、ローズ

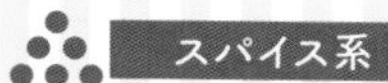
スパイス系　スパイスと同じく、体を温め血行をよくする精油

ブラックペッパー

Black Pepper

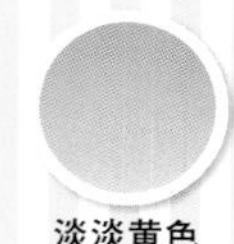
淡淡黄色

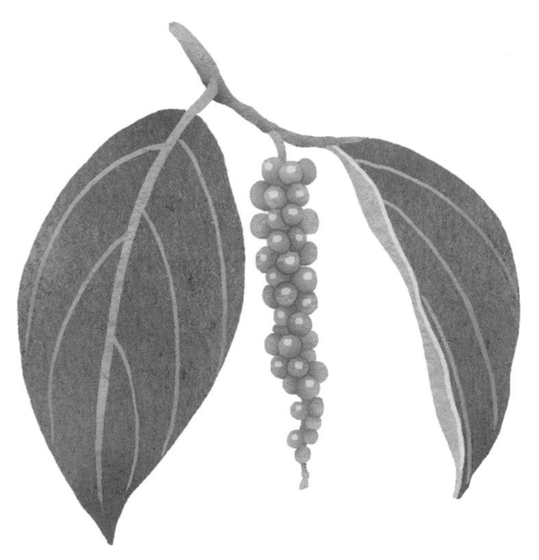

おなじみの黒コショウの実から採れる、非常にスパイシーで刺激的な香りの精油です。スパイス同様、体を温め、血行をよくするとされます。コショウは、4000年以上前から希少価値のあるスパイスや薬草として利用された歴史をもち、古代ローマ時代にはすでにヨーロッパ全域で知られ、銀と同価で取り引きされていたといわれています。古代ギリシャで医学の祖とされるヒポクラテスは、「コショウとはちみつと酢をまぜたものは婦人病によく効く」と記しています。中世でも重要な交易品として珍重され、トルコではコショウを運ぶ隊商に高額な通行税を課しました。紛争の原因となったり、アジアからの航路を見つけるために大航海時代が幕開けしたりと、さまざまな逸話をもち、歴史の鍵を握るスパイスとして有名です。

香りの特徴

黒コショウの実から採油された、スパイシーで非常に鋭い香り

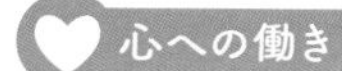
心への働き

1 気持ちをリフレッシュさせる。
2 冷淡になった心を温め、情熱をとり戻す。

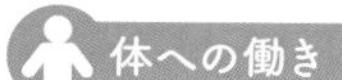
体への働き

1 体を温めて血行をよくし、代謝を促す。
2 便秘を解消し消化を助ける。
3 呼吸器系を強化させる。

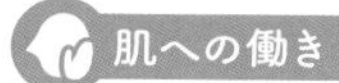
肌への働き

打ち身の治りを促す。

揮発度 トップ～ミドルノート　香りの強さ 中

使い方

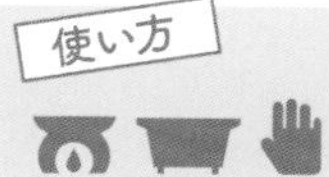

トリートメントオイルに。便秘を改善。

【 植物のデータ 】

原料になる植物	コショウ。別名ペッパー。インドの南西海岸地帯が原産で、10m に達するつる性の常緑低木。果実をそのまま自然乾燥させたものがブラックペッパー。
学名	*Piper nigrum*
科名	コショウ科
おもな産地	インド、マダガスカル、マレーシア、スリランカ

【 精油のデータ 】

採油部位	果実
採油方法	水蒸気蒸留法
作用	強壮、解熱、消化促進、血行促進
おもな成分	β-カリオフィレン、β-ファルネセン、ミルセン、β-ピネン、サビネン、α-ピネン、リモネン
相性のいい精油	グレープフルーツ、サイプレス、サンダルウッド、バジル・リナロール、ベルガモット、レモン

使用上の注意　妊娠初期・分娩前後の使用は控え、妊娠後期、授乳期間中は半分の濃度で使用。

樹脂系　**古来瞑想に使われる歴史ある精油。美肌作用にも注目が**

フランキンセンス

別名：オリバナム、乳香

Frankincense

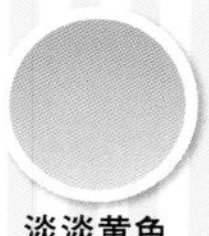

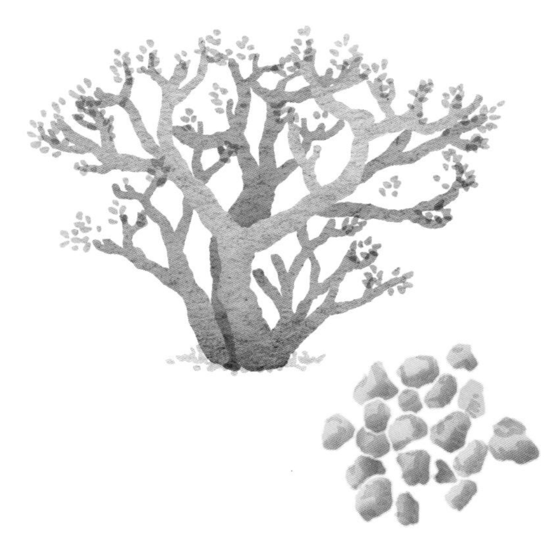

フランキンセンスの木の乳白色と黄褐色の樹脂から抽出される精油です。イエス・キリストの誕生の際に東方の三博士によって没薬（もつやく）（ミルラ）、黄金とともに捧げられた「乳香（にゅうこう）」として有名です。心を平穏に導く深い香りは、古代から宗教儀式や瞑想に用いられ、黄金にも値する貴重なものとされました。名は、木から樹脂がしたたる様子がミルクに似ているからとも、水に入れると水が乳白色に濁るからともいわれています。フランキンセンスの名は、中世のフランス語で「真実の香り」という意味に由来します。エジプトでは「朝に乳香、昼に没薬」が焚かれ、宗教儀式には欠かせなかったそうです。しわやたるみを予防するアンチエイジングのパワーがあるとして、スキンケア用の化粧品にも使われます。

香りの特徴

寺院の「香」に使われることで有名な、スモーキーで甘く上品な香り

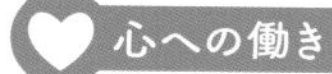

悲しい心を慰め、不安をやわらげる。

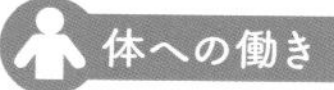

1 せきや気管支炎をやわらげる。
2 体を温め、冷え性を改善する。

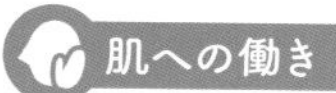

1 老化した肌を活性化させる。
2 しわやたるみを改善させる。

揮発度　ミドルノート　香りの強さ　中

【植物のデータ】

原料になる植物	ニュウコウジュ。別名ニュウコウノキ、フランキンセンス。ソマリア原産で、乾燥地に生育する常緑中低木。樹高は10mほどになり、横に枝を広げる。
学名	*Boswellia carteri, Boswellia thurifera,Boswellia sacra*
科名	カンラン科
おもな産地	イエメン、エチオピア、ソマリア、オマーン、ケニア

使い方

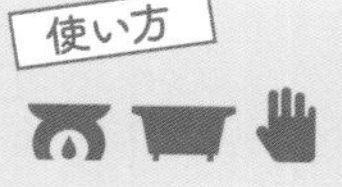

しわ、たるみ改善のクリームに。風邪の初期に吸入するのもよい。

【精油のデータ】

採油部位	樹脂
採油方法	水蒸気蒸留法
作用	うっ滞除去、強壮、去痰、抗うつ、抗炎症、抗カタル、鎮静
おもな成分	α-ピネン、β-ピネン、リモネン、シメン、パラシメン、β-カリオフィレン、ボルネオール
相性のいい精油	オレンジ・スイート、サンダルウッド、ゼラニウム、ネロリ、バジル・スイート、パチュリ、ラベンダー

使用上の注意　妊娠初期・分娩前後の使用は控え、妊娠後期、授乳期間中は半分の濃度で使用。

樹木系

濃い青色が印象的なオーストラリアを代表する精油

ブルーサイプレス

Blue Cypress

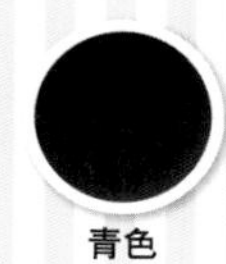

青色

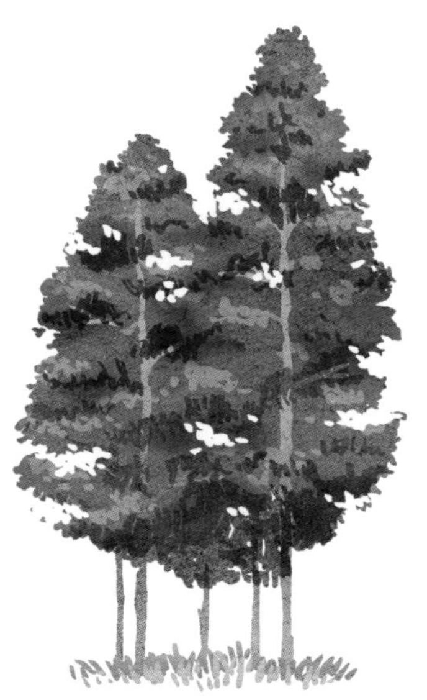

オーストラリア産のブルーサイプレスの樹皮から抽出された、ほのかな甘みをもつ、透き通った濃青色の精油です。この青色は「ガイアズレン」という成分によるもの。ガイアズレンには抗炎症や殺菌・紫外線吸収作用などがあるといわれ、化粧品や日焼け止め、石けん、歯磨き粉などに配合されるほか、天然の着色剤としても用いられます。一般に青い精油にはのどの痛みをしずめる作用があるといわれていますが、ブルーサイプレスもその一つ。すぐれた抗炎症・抗ウイルス作用を発揮します。アボリジニには古くから利用されてきたブルーサイプレスですが、精油が作られたのは約50年前と比較的最近のこと。2000年のシドニーオリンピックで「シドニー2000の香り」として用いられて話題となり、一気に知名度を高めました。

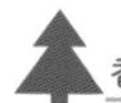

香りの特徴

同じヒノキ科のサイプレス（p.97）の香りに、かすかにはちみつに似た甘みが加わった香り

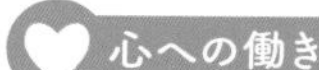

心への働き 心を落ち着かせ、安心感を与える。

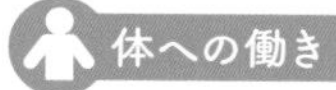

体への働き

1 せきやのどの痛みや炎症をやわらげる。
2 関節、腹部の痛みをやわらげる。

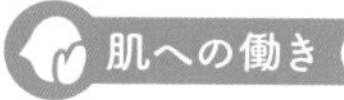

肌への働き

1 むくみをとり、引き締める。
2 切り傷ややけどの治りを促す。

揮発度 ベースノート　**香りの強さ** 中

使い方

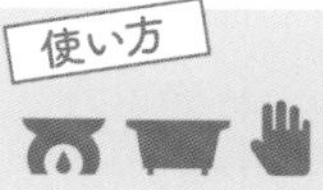

かゆみを抑えるボディオイルに。のどの痛みの吸入に。

使用上の注意 妊娠中・授乳中の使用は避ける。

【 植物のデータ 】

原料になる植物	オーストラリア北部の乾燥地帯で育つブルーサイプレスの木。
学名	*Callitris intratropica*
科名	ヒノキ科
おもな産地	オーストラリア

【 精油のデータ 】

採油部位	木部
採油方法	水蒸気蒸留法
作用	うっ滞除去、抗アレルギー、抗ウイルス、抗炎症、殺菌
おもな成分	ガイアズレン、α-ガイエン、α-セリネン、ガイオール、ブルネソール
相性のいい精油	オレンジ・スイート、クラリセージ、グレープフルーツ、サンダルウッド、ジュニパーベリー、パインニードル、ベルガモット、ベンゾイン、ラベンダー、レモン、ローズマリー

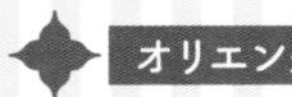

重厚な香りで鎮静作用の高い「静寂の精油」

ベチバー

Vetiver

濃い琥珀色

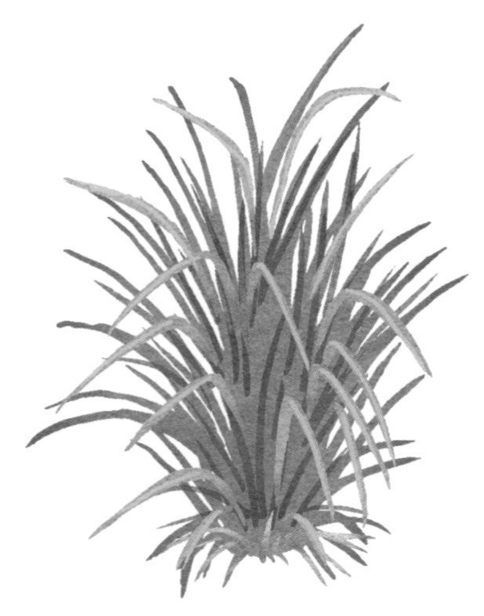

イネ科の植物、ベチバーの根から採れる精油で、びんを逆さにしてもなかなか落ちてこないほど、高い粘性があります。インドやスリランカでは、その鎮静作用から「静寂の精油」の異名をもち、筋肉痛をやわらげたり、緊張をほぐしてリラックスさせる作用が知られています。香りは非常に個性的でクセがありますが、さまざまな精油と相性がいいため、香水の香りを持続させる保留剤としてもよく用いられています。深く根を張るため、水田のあぜなどに土壌流出を防止する目的で植えられています。スリランカではココナッツオイルに漬け込んでヘアオイルとして使ったり、ジャワでは根を編んでマットや帽子を作ったり、葉を扇や屋根に使ったりと、さまざまに活用されています。

香りの特徴

深い森の湿った土を思わせるどっしりとした個性的な香り

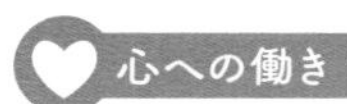

1 緊張をほぐし、リラックスさせる。
2 プレッシャーで決断力を失ったとき、冷静さをとり戻させる。

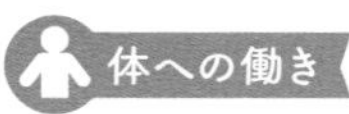

筋肉の痛みをやわらげ、疲労を回復させる。

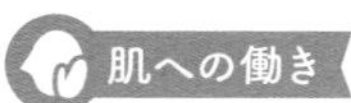

虫刺されの症状を抑える。

揮発度 ベースノート　**香りの強さ** 強め

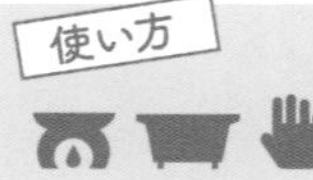

エキゾチックな香りの防虫スプレーに。

使用上の注意 妊娠中・授乳中の使用は避ける。

【 植物のデータ 】

原料になる植物	ベチバー。和名カスガスガヤ。インドやジャワなど熱帯地方が原産地。日当たりがよく、風通しのいい肥沃な土地を好む。
学名	*Vetiveria zizanioides*
科名	イネ科
おもな産地	インドネシア、インド、ハイチ、スリランカ、マダガスカル

【 精油のデータ 】

採油部位	根
採油方法	水蒸気蒸留法
作用	強壮、抗炎症、抗菌、催淫、神経バランス調整、鎮静
おもな成分	クシモール、ベチベロール、ベチベン、ベチボン、ベチベロン
相性のいい精油	イランイラン、カモミール、サンダルウッド、ゼラニウム、フランキンセンス、ラベンダー、ローズ

ハーブ系　清涼感たっぷり、脳を刺激するミント類の代表的な精油

ペパーミント

Peppermint

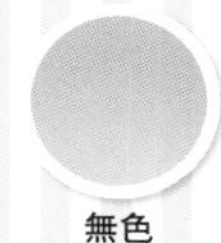
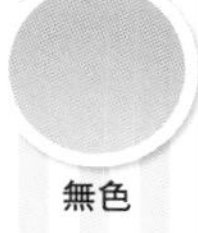

無色

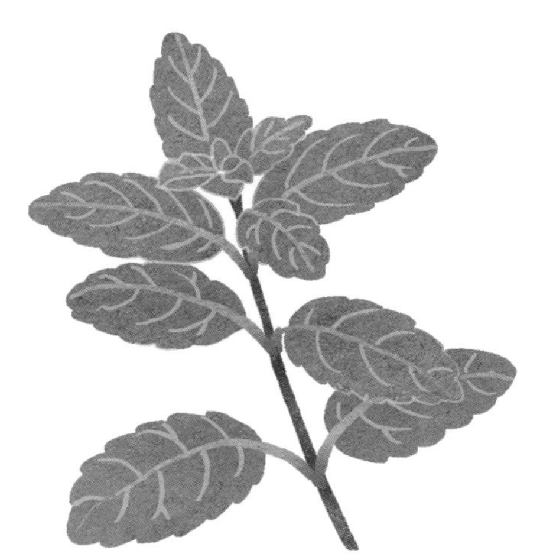

ガムや歯磨き粉、消臭剤などに使われている、メントールの香りでおなじみのミントの精油です。さわやかな香りは高ぶった感情をしずめ、意識をはっきりさせる働きがあります。鼻づまりや花粉症、吐きけなどに作用し、冬は体を温めるといわれています。筋肉痛をしずめるため、トリートメントにもよく用いられますが、非常に香りが強く刺激があるので、使用量は注意して。特に子どもへの使用は要注意。また、揮発性のあるメントールの香りは、精油が古くなると失われてしまうので、早めに使い切りましょう。ミントにはさまざまな種類がありますが、アロマテラピーに頻繁に用いられるのは、ペパーミントとスペアミントです。ヨーロッパでは古くから親しまれ、ハーブティーとしても人気があります。

香りの特徴

スーッとしたメントールの刺激的な強い香り。
印象的だが、揮発性が高く失われやすい

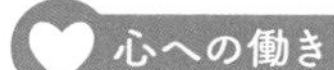

心への働き

1 怒りによる興奮や疲労した心をしずめる。
2 脳を刺激して意識をクリアにさせる。

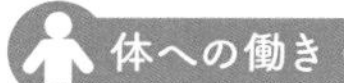

体への働き

1 下痢や便秘、吐きけ、乗り物酔いをやわらげる。
2 呼吸器系の痛み、頭痛、歯痛、筋肉痛をやわらげる。

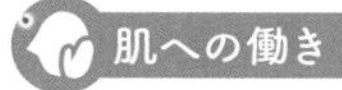

肌への働き

1 ニキビや日焼けの炎症をしずめる。
2 かゆみを抑える。

揮発度 トップ～ミドルノート　**香りの強さ** 強め

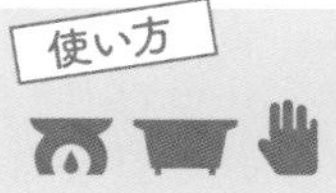

使い方

鎮痛のボディオイルに。

【 植物のデータ 】

原料になる植物	ペパーミント。和名セイヨウハッカ。ヨーロッパ原産の多年草で、同じミントの仲間であるウォーターミントとスペアミントの交雑種。湿りけのある気候条件を好む。
学名	*Mentha×piperita*
科名	シソ科
おもな産地	インド、イギリス、フランス、アメリカ、オーストラリア、イタリア、中国、スペイン、ブラジル

【 精油のデータ 】

採油部位	葉
採油方法	水蒸気蒸留法
作用	殺菌、収れん、消化促進、胆汁分泌促進、鎮静、冷却
おもな成分	ℓ-メントール、ℓ-メントン、イソメントン、酢酸メンチル、リモネン、β-ピネン、1,8シネオール
相性のいい精油	サイプレス、シダーウッド、ニアウリ、パインニードル、マンダリン、ラベンダー、ローズマリー

使用上の注意　①妊娠中・授乳中の使用は避ける。②刺激性があるため、低濃度での使用がおすすめ。

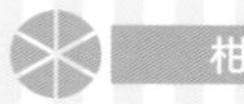

柑橘系

世界初の香水の原料になったリラックスを誘う精油

ベルガモット

Bergamot

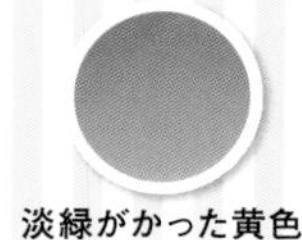

淡緑がかった黄色

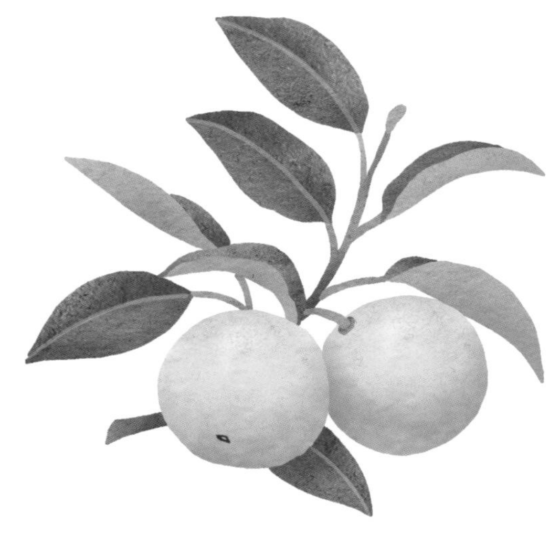

レモンよりも甘く、デリケートな香りをもつベルガモットは、柑橘系の中でも特に人気の高い精油です。紅茶のアールグレイの香りづけとしても有名なこの香りには、ストレスや緊張で高ぶった神経をしずめ、明るく、おだやかな気持ちにさせます。ほとんどの精油と相性がよく、相乗効果が高いため、ブレンドには欠かせません。イタリア原産で、もともとはレモンとスイートライムの交雑種といわれています。その名はイタリアの街ベルガモに由来するという説もあります。現在、世界のベルガモット精油の90%はイタリア半島の南端にあるレッジョカラブリアという小さな町で採れます。果肉、果汁はほとんど利用されず、果皮から精油を採るためのみに栽培されています。

香りの特徴

フローラルな甘さと、フルーティーなさわやかさをあわせ持つ香り。多くの精油と相性がいい

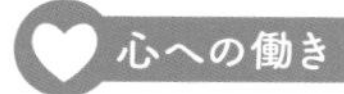

心への働き

1 憂うつや不安、緊張をやわらげる。
2 怒りをしずめ、安眠を促す。

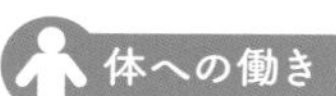

体への働き

1 消化を助け食欲を増進させる。
2 気管支系の痛みをやわらげる。

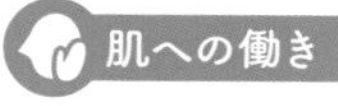

肌への働き

脂性肌に向き、しっしん、ニキビをしずめる。

揮発度 トップノート　香りの強さ 弱

使い方

多くの精油と相性がよく、幅広い用途に。

【 植物のデータ 】

原料になる植物	ベルガモット。別名ベルガモットオレンジ。シシリア原産の常緑低木。長い緑の葉をつけ、白い花を咲かせる。果実は小さなオレンジのよう。
学名	*Citrus bergamia*
科名	ミカン科
おもな産地	イタリア

【 精油のデータ 】

採油部位	果皮
採油方法	圧搾法
作用	うっ滞除去、血圧降下、消化促進、鎮痙、鎮静
おもな成分	リモネン、β-ピネン、γ-テルピネン、酢酸リナリル、リナロール、ベルガプテン、ベルガモテン
相性のいい精油	イランイラン、カモミール、サイプレス、ジャスミン、ジュニパーベリー、ゼラニウム、パチュリ、マージョラム・スイート、ユーカリ、ラベンダー、レモン

使用上の注意 ①妊娠初期・分娩前後の使用は避ける。②妊娠初期・分娩前後の使用は控え、妊娠後期、授乳期間中は半分の濃度で使用。③光毒性があるため、使用後12時間は紫外線に当たることは避ける。

樹脂系

バニラに似た甘い香りが寂しい心をやわらげる精油

ベンゾイン

別名：安息香（あんそくこう）

Benzoin

明るい茶色

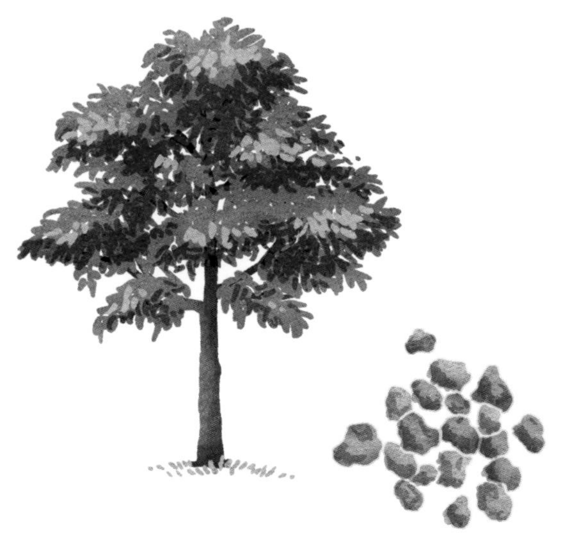

空気にふれると淡褐色から濃い褐色に変化するベンゾインの樹脂から採られ有機溶剤抽出法で採油された「レジノイド」と呼ばれる精油です。高い粘性をもち、別名を「安息香（あんそくこう）」というように、呼吸器に働いて痰をとり、呼吸を楽にしてくれる薬として古くから知られていました。また、バニラに似た甘い香りが孤独や喪失感をやわらげ、気分を楽にしてくれる効果があるといわれています。肌をきれいにつややかにするとして人気で、かたくなった肌を柔軟にするスキンケア用品や、肌を乾燥から守って小じわを予防するための化粧品などにも多く使われています。ほかの精油とブレンドして、香りの「保留剤」としても用いられます。防腐剤として食品や化粧品に使用される「安息香酸」の名は、このベンゾインに由来します。

香りの特徴

東南アジア産の樹木の樹脂から採れる、バニラを思わせる甘くおだやかな香り

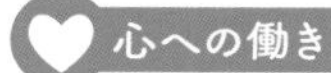
心への働き

1 孤独感や喪失感をやわらげる。
2 気持ちを明るく盛り上げる。

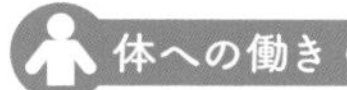
体への働き

1 関節や気管支の痛みや炎症をやわらげる。
2 気管支系の痛みをやわらげる。

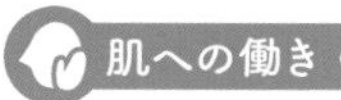
肌への働き

あかぎれや乾燥肌に潤いを与える。

揮発度 ベースノート　香りの強さ 強め

使い方

肌の炎症をやわらげるクリーム。ティッシュペーパーなどにたらして吸入。

【植物のデータ】

原料になる植物	アンソクコウノキ、別名アンソクコウジュ、ベンゾイン。ジャワ、タイが原産。白い花がうつむくように咲き、ナツメグのような堅い殻の実をつける。
学名	*Styrax benzoin, Styrax tonkinensis*
科名	エゴノキ科
おもな産地	タイ、ラオス、インドネシア、ベトナム

【精油のデータ】

採油部位	樹脂
採油方法	揮発性有機溶剤抽出法（レジノイド）
作用	去痰、血圧降下、抗炎症、抗カタル、神経バランス調整、鎮痙、鎮静、瘢痕形成
おもな成分	安息香酸、安息香酸エチル、安息香酸ベンジル、安息香酸エステル（特徴成分）、桂皮酸エステル、桂皮酸ベンジル（特徴成分）、バニリン
相性のいい精油	イランイラン、オレンジ・スイート、サンダルウッド、ブラックペッパー、ベルガモット

使用上の注意 ①妊娠中・授乳中の使用は避ける。②刺激性があるため、低濃度での使用がおすすめ。

悲しみをやわらげ、安らかな眠りを誘うと有名な精油

マージョラム・スイート

Marjoram Sweet

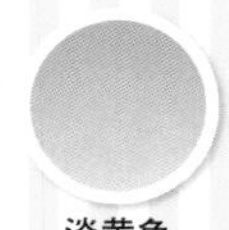

淡黄色

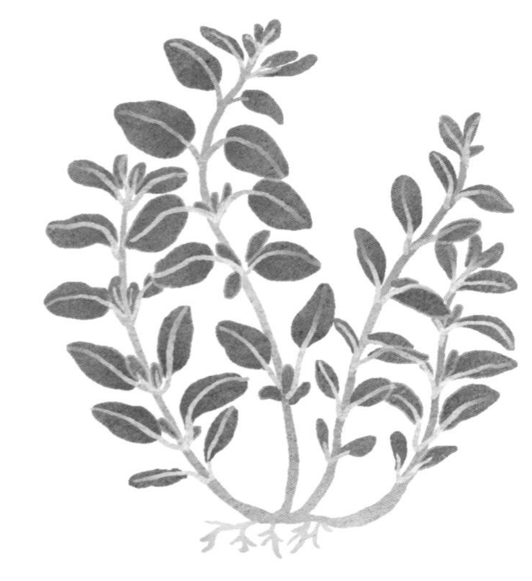

安眠の香りとして有名な精油です。古代エジプトでは悲しみを癒やすとされ、気持ちをしずめ、ストレスをやわらげます。体を温める作用があるため、就寝前のアロマバスがおすすめ。冷えを改善し、月経痛など、女性特有のトラブルを軽減します。料理用のハーブとしても親しまれ、特にマトンやラムの臭みをとることで知られるマージョラム。ラテン語で「より大きい」という意味の major からきたという説もあり、これは「人生を長く延ばす」という意味で、マージョラムが薬草として広く親しまれていたことを示しているそうです。なお、一般に「スパニッシュマージョラム」、もしくは「ワイルドマージョラム」と呼ばれるものは、スイートマージョラムとは別品種です。

香りの特徴

温かみの中に、すっきりとしたスパイシーさをもつ、ハーブの香り

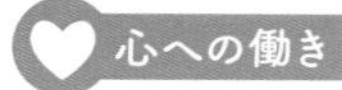

心への働き　不安や孤独感、ストレスをやわらげる。

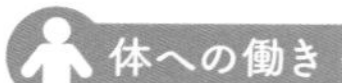

体への働き

1 冷え性、筋肉疲労をやわらげる。
2 便秘や下痢、消化不良の不調をととのえる。
3 月経痛や偏頭痛の痛みを軽くする。

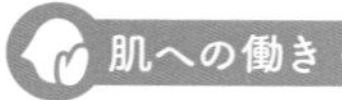

肌への働き　小じわやくまを改善する。

揮発度　ミドルノート　香りの強さ　中

【植物のデータ】

原料になる植物	スイートマージョラム。和名マヨラナ。地中海地方が原産の多年草。料理用のハーブとしてよく使われている。
学名	*Origanum majorana*
科名	シソ科
おもな産地	エジプト、スペイン、イギリス、ハンガリー、フランス、チュニジア、リビア

【精油のデータ】

採油部位	葉
採油方法	水蒸気蒸留法
作用	抗炎症、鎮痙、鎮静、免疫調整
おもな成分	α-テルピネオール、テルピネン-4-オール、リナロール、γ-テルピネン、サビネン、β-ピネン、リモネン、パラシメン、酢酸リナリル
相性のいい精油	イランイラン、オレンジ・スイート、カモミール、サイプレス、ラベンダー、ローズウッド、ローズマリー

使い方

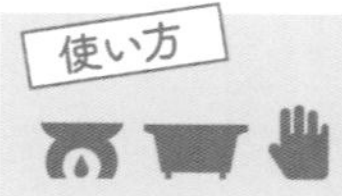

トリートメントオイルに。ストレスを解消する。

使用上の注意　妊娠初期・分娩前後の使用は控え、妊娠後期、授乳期間中は半分の濃度で使用。

柑橘系　柑橘の中で最も甘い香りが広い世代に愛される

マンダリン

Mandarin

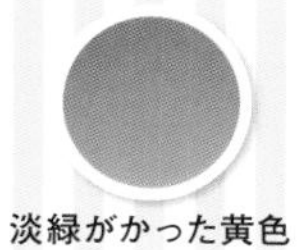

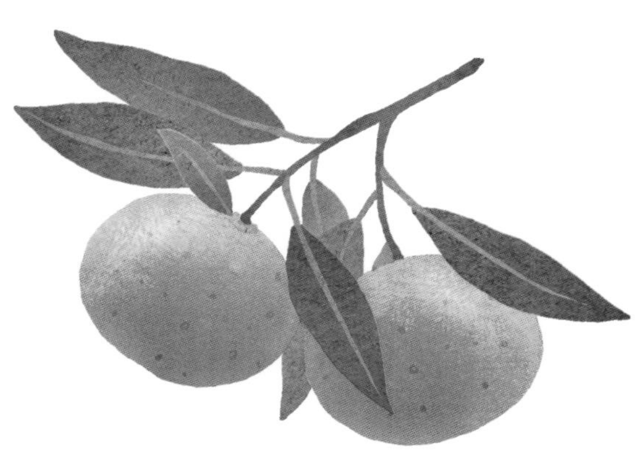

柑橘系の精油の中では香りも作用もおだやかな精油です。光毒性が極めて低いことで知られ、そのためフランスでは、安心して使えるとして「子どものための精油」と呼ばれることも。甘くフルーティーな香りは消化を促進し、落ち込んだ気分を向上させます。芳香性にすぐれ、アイスクリームやケーキなど食品の香りづけとしても人気。果皮を乾燥させたものは漢方では「陳皮」と呼ばれ、健胃、発汗、せき止めに用いられます。その名はサンスクリット語で「指導者」を意味する語に由来するといわれ、中国では高僧を指す言葉でした。その後、清の高級官僚たちが皇帝への忠誠や尊敬の証しとしてその果実を献上したため、やがて高級官僚のことを「マンダリン」と呼ぶようになりました。

香りの特徴

やや落ち着いたオレンジのようなデリケートな香り

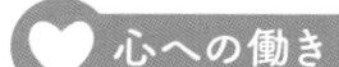

1 気持ちを明るく盛り上げる。
2 不安をとり除いたり、やわらげる。

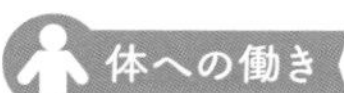

1 食欲を増進させ、消化器系を強化させる。
2 便秘を解消させる。

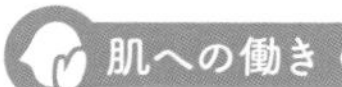

皮膚をなめらかにととのえる。

揮発度 トップノート　香りの強さ 中

使い方

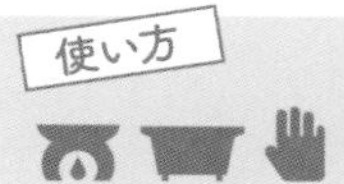

安眠のためのルームスプレーに。

【植物のデータ】

原料になる植物	マンダリン。インド北東部原産の常緑高木。その甘い実は、食用、香料として使われている。日本では「ぽんかん」の名で親しまれている。
学名	*Citrus reticulata*
科名	ミカン科
おもな産地	イタリア、スペイン

【精油のデータ】

採油部位	果皮
採油方法	圧搾法
作用	血圧降下、消化促進、鎮静
おもな成分	リモネン、γ-テルピネン、α-ピネン、β-ピネン
相性のいい精油	カモミール、グレープフルーツ、ネロリ、パルマローザ、マージョラム・スイート、ライム、ラベンダー、レモン、ローズ

使用上の注意　①妊娠初期・分娩前後の使用は控え、妊娠後期、授乳期間中は半分の濃度で使用。
②刺激性があるため、低濃度での使用がおすすめ。

新約聖書に登場する歴史ある香り。勇気を与える精油

ミルラ

別名：マー、没薬（もつやく）

Myrrh

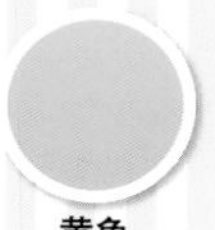

黄色

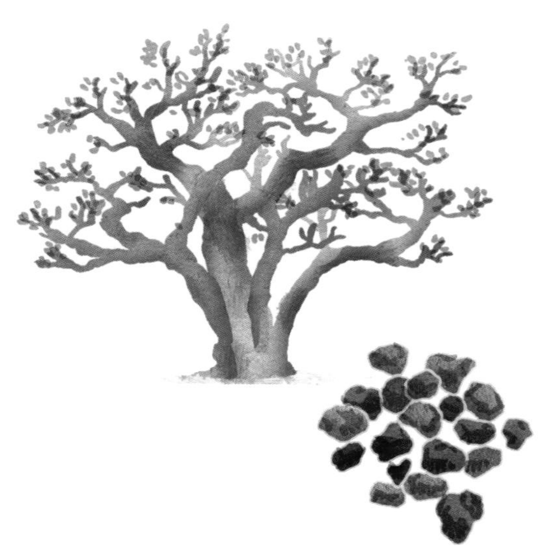

ムスク（じゃこう）に似た、独特の芳香をもつ精油です。フランキンセンスとともに新約聖書に登場し、「没薬（もつやく）」と呼ばれて、古来、「偉大な医者」の象徴とされてきました。古代エジプトでは薫香として宗教儀式などに用いられました。神経を鎮静させ、意識をはっきりさせる力をもちます。また、精油には殺菌、消臭作用のほか、抗酸化作用や収れん作用があり、肌の老化を防ぐ働きがあります。傷の治療やひび割れた肌のスキンケアクリームに加えられます。精油は、樹皮からしみ出した樹液が固まった、赤茶色の樹脂から抽出されたもの。現在は人工的に傷をつけて樹脂を採取します。

香りの特徴

ムスクを思わせる、独特な甘さと苦さをもつ芳醇な樹脂の香り

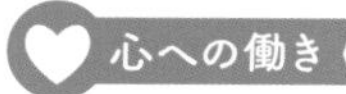

心への働き　気持ちを落ち着かせ、やる気を引き出す。

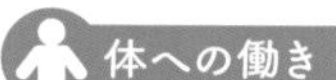

体への働き
1 呼吸器系の痛みや炎症をやわらげる。
2 免疫力を高め、風邪の初期症状をやわらげる。

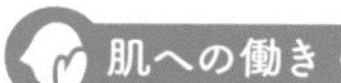

肌への働き　抗酸化作用によって、肌の老化を防ぐ。

揮発度　ミドルノート　　香りの強さ　中～強め

使い方

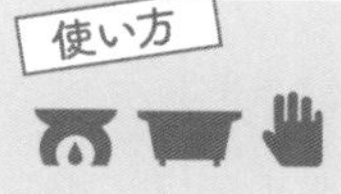

ひび割れ、あかぎれを改善するハンドクリームに。

使用上の注意　妊娠中・授乳中の使用は避ける。

【植物のデータ】

原料になる植物	モツヤクノキ、別名モツカクジュミルラ（没薬）。アラビア半島西部とソマリランドをおもな産地とする、香りのある葉と白い花をつける、3～5mほどの低木。
学名	*Commiphora myrrha, Commiphora molmol*
科名	カンラン科
おもな産地	インド、エジプト、エチオピア、エトルリア、ソマリア、モロッコ

【精油のデータ】

採油部位	樹脂
採油方法	水蒸気蒸留法
作用	強壮、抗ウイルス、抗炎症、抗酸化、催淫、瘢痕形成、殺菌、消臭、収れん
おもな成分	クルゼレン、β-エレメン、ゲルマクレンB、ゲルマクレンD、リモネン、α-ピネン、クミンアルデヒド、オイゲノール
相性のいい精油	クローブ、サンダルウッド、パチュリ、フランキンセンス、ベンゾイン、ラベンダー

柑橘系　甘いみつをみつばちが好むため、その名になった精油

メリッサ

別名：レモンバーム

Melissa

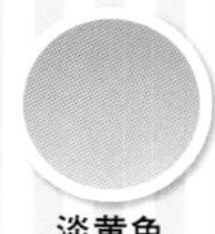

淡黄色

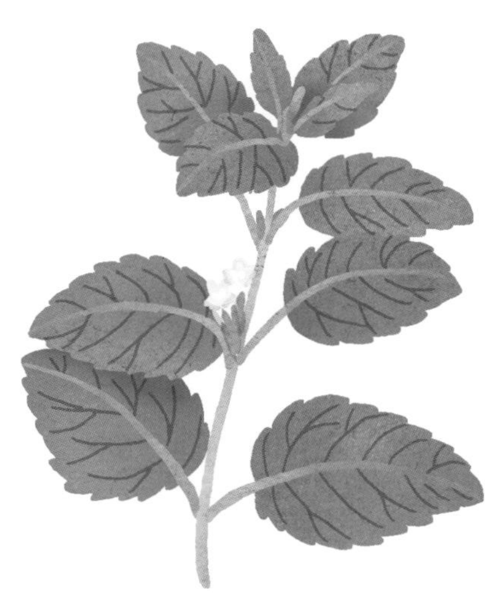

「レモンバーム」の名でも知られるメリッサは、神経の極度の緊張と消耗、どちらにも働くとされ、古くから幅広い用途に用いられてきた精油です。それは16世紀のスイスの医師・パラケルススが「生命のエリキシル（万能薬・不老不死の薬）」と呼んだほど。心身両面に対して非常にすばらしい働きをすることが知られています。メリッサとは「みつばち」という意味のギリシャ語で、花をみつばちが好むため、この名があります。メリッサ自体は繁殖力が強く、ヨーロッパ各地で見られるハーブですが、精油分の含有率が極めて少ないため、開花直前に抽出したものが香りの濃度が高い精油。精油としてはたいへん高価です。そのため「真正メリッサ」「メリッサ・トゥルー」と呼ばれる純正の精油以外に、レモングラスなどをブレンドした「メリッサ・ブレンド」もあります。

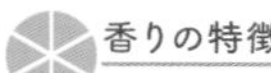

香りの特徴

みずみずしいグリーン系にレモンをミックスしたシャープな香り

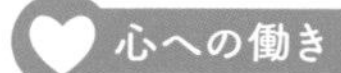

心への働き　心の緊張をほぐし、不眠を改善する。

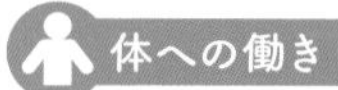

体への働き
1 血圧上昇を抑える。
2 痛みを緩和する。

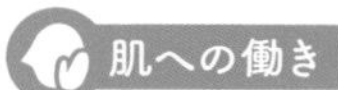

肌への働き　かゆみをしずめる。

揮発度　ミドルノート　　香りの強さ　中

【植物のデータ】

原料になる植物	メリッサ。別名レモンバーム　和名セイヨウヤマハッカ。地中海地方原産の30～90㎝ほどの丈になる多年草。花と葉はポプリ、ビネガーの香りづけにも使われる。
学名	*Melissa officinalis*
科名	シソ科
おもな産地	フランス、スペイン、ドイツ、イタリア、アイルランド、イギリス、エジプト、アメリカ

【精油のデータ】

採油部位	花、葉
採油方法	水蒸気蒸留法
作用	血圧降下、抗炎症、鎮静
おもな成分	シトラール、シトロネラール、ネロール、ゲラニアール、酢酸ゲラニル、β-カリオフィレン、ゲラニオール、リナロール
相性のいい精油	イランイラン、カモミール、ジャスミン、ゼラニウム、ネロリ、ラベンダー、ローズ、ローズマリー

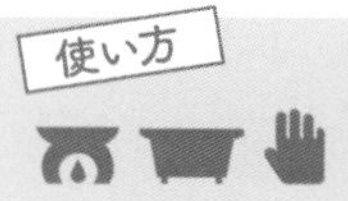

使い方

緊張をほぐすフレグランスに。

使用上の注意　①妊娠中・授乳中の使用は避ける。②刺激性があるため、低濃度での使用がおすすめ。

心地よい香りに抗菌・鎮痛などさまざまな力をもつ

ユーカリ

別名：ユーカリプタス

Eucalyptus

無色

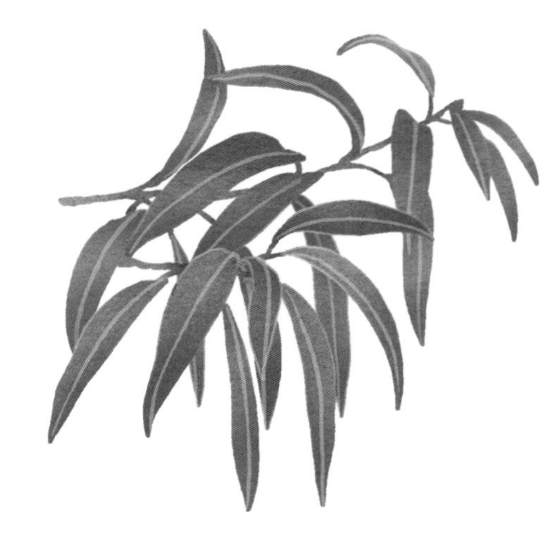

オーストラリアの森林の4分の3を占めるというユーカリの葉から採る精油です。先住民族のアボリジニ属はこの木を「キノ」と呼び、傷薬や虫刺され、伝染病など、さまざまな治療に用いてきました。ユーカリには約500種がありますが、そのうち精油として用いられているのは数種。最も一般的なグロブルス種（*E.globulus*）、「ペパーミント・ユーカリ」とも呼ばれるディベス種（*E.dives*）、別名「ブルーマリー」とも呼ばれるポリブラクテア種（*E.polybractea*）、「レモン・ユーカリ」とも呼ばれシトロネラールを多く含むシトリオドラ種（*E.citriodora*）、マイルドで刺激の少ないラジアタ種（*E.radiata*）などです。それぞれの精油は微妙に特徴が異なりますが、いずれも強いカンファー臭があり、抗菌・鎮痛・デオドラントに働くとされ、風邪、筋肉痛、花粉症、鼻炎などの悩みに役立ちます。

香りの特徴

ミント系の清涼感をもつ、しみ通るようなシャープでクリアな香り

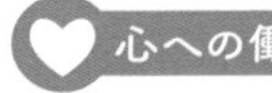

1 イライラした気分をリフレッシュ。
2 脳を刺激してクリアにし、集中力を高める。

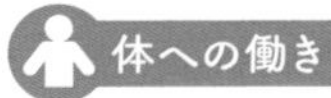

1 風邪や花粉症の症状をやわらげる。
2 免疫力を高め、感染症を予防する。

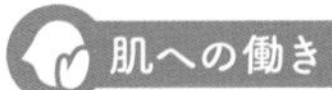

オイリーヘア、フケ症を改善する。

揮発度 トップノート　香りの強さ 強め

【 植物のデータ 】

原料になる植物	ユーカリ。オーストラリア原産の、世界で最も高い木の一つ。葉にオイル分を多く含む。コアラの主食として有名。有用植物として40種以上が記録されている。
学名	*Eucalyptus globulus*
科名	フトモモ科
おもな産地	中国、オーストラリア、スペイン、南アフリカ、ポルトガル、マダガスカル、ブラジル

【 精油のデータ 】

採油部位	葉、枝
採油方法	水蒸気蒸留法
作用	強壮、去痰、抗炎症、抗カタル、抗菌、消臭、免疫調整、鎮痛
おもな成分	1,8 シネオール、γ-テルピネン、α-ピネンリモネン
相性のいい精油	コリアンダー、ジュニパーベリー、タイム、パインニードル、ベンゾイン、メリッサ、ラベンダー、レモン

芳香浴。風邪の初期症状に。

使用上の注意 ①妊娠中・授乳中の使用は避ける。②刺激性があるため、低濃度での使用がおすすめ。

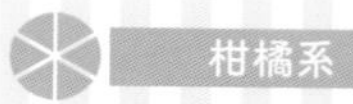

柑橘系　懐かしく甘く日本人の心を癒やす香り

ユズ

Citrus junos

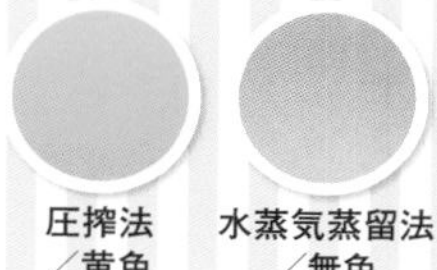

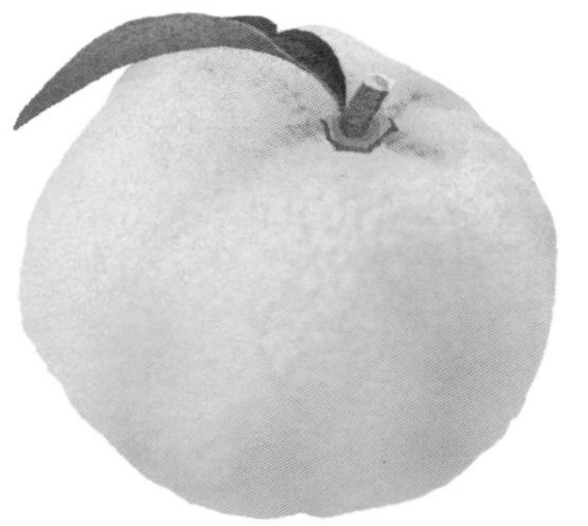

日本人にはおなじみの柑橘類・ユズの日本特産精油です。リモネン、シトラールなどの成分が血行を促進し、新陳代謝を活発にするため、体が温まります。「冬至の日にユズ湯に入ると風邪をひかない」というのは、この働きを知っていた日本人独自のアロマテラピーともいえます。非常に淡く、さわやかで懐かしい香りは気分を亢進(こうしん)させイライラを抑えるとされ、また、疲労回復や筋肉痛、神経痛、リウマチなどの鎮痛、肌の保湿などの効果が知られています。ユズは中国を原産とし、日本へは奈良時代までに朝鮮半島経由で伝わったと考えられています。日本では古くから邪気を払う果実と信じられてきました。現在､その生産と消費量は日本が最大で、学名の中の *junos* はユズの古名ユノス（柚之酸）からとられたものです。

香りの特徴

さわやかな甘さで、日本人には郷愁を呼び起こすなじみ深い香り

【植物のデータ】

原料になる植物	ユズ。中国原産の常緑高木。果実、果皮は主に食用にされる。
学名	*Citrus junos*
科名	ミカン科
おもな産地	日本

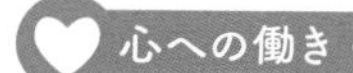

心への働き
1 気持ちを前向きにさせる。
2 イライラを落ち着かせ、おだやかにさせる。

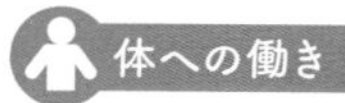

体への働き　血行をよくし、冷え性を改善させる。

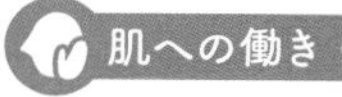

肌への働き　肌をみずみずしく保つ。

揮発度　トップノート　**香りの強さ**　中～強め

使い方

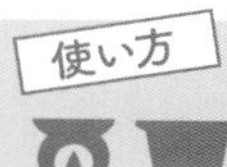

入浴剤に。フレグランスとして

【精油のデータ】

採油部位	果皮
採油方法	圧搾法、水蒸気蒸留法
作用	強壮、駆風、血行促進、抗ウイルス、殺菌、刺激
おもな成分	リモネン、α-ピネン、γ-テルピネン、シトラール
相性のいい精油	オレンジ・スイート、ゼラニウム、シトロネラ、シダーウッド、パルマローザ、ベルガモット、レモン、ローズ

使用上の注意　①刺激性があるため、低濃度での使用がおすすめ（圧搾法のもののみ）。
②妊娠中・授乳中の使用は避ける。③酸化しやすいため、8度以下での保管が望ましい。

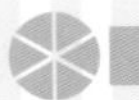

柑橘系　しゃきっと元気になるフレッシュな柑橘の精油

ライム

Lime

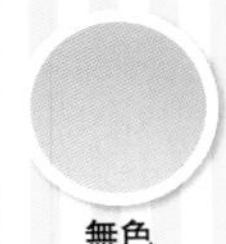
無色

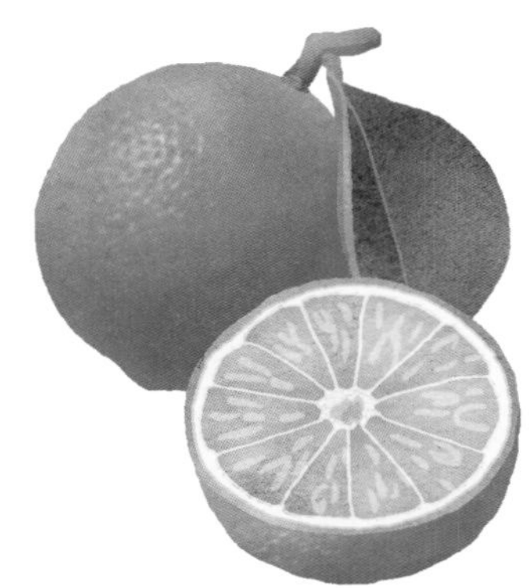

苦みを含んだ柑橘系のさわやかな香りが気分を活気づけ、集中力を高める精油です。食欲を刺激し、消化を助ける作用もあります。また収れん作用があるため、男性用香水の原料としても人気です。ライム自体の香りは淡く、ほかの香りとも合わせやすいため、いろいろな精油とのブレンドに使われます。ライムはムーア人によってアジアからヨーロッパに伝えられたあと、大航海時代にアメリカに運ばれた果物。当時は、乳酸発酵させた酢漬けのキャベツ（ザワークラウト）とともに貴重なビタミンCの補給源とされ、船員たちを苦しめた壊血病対策に用いられていました。独特の苦みがある芳香から、コーラやジンジャーエールの香りづけに用いられるほか、香水にも広く使われています。

香りの特徴

レモンより芳香が高く、苦味の中にほんのりした甘さをもつフレッシュかつシャープな香り

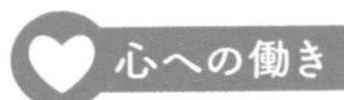
心への働き
1 心を活気づけ、前向きな気持ちにさせる。
2 集中力を高める。

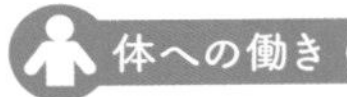
体への働き
1 呼吸器系の痛みや炎症をやわらげる。
2 消化液の分泌を促し、食欲を増進させる。

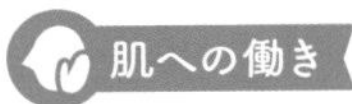
肌への働き
肌を引き締めるため、脂性肌に向く。

揮発度 トップノート　**香りの強さ** 中

使い方

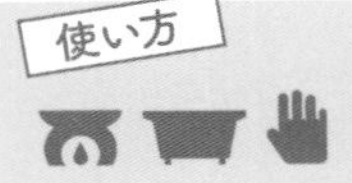

シャープな香りをブレンドに生かし、フットスプレーなどに。

【植物のデータ】

原料になる植物	ライム。アジア原産の低木。ミカン科の中では最も原始的な種。果実の多くは食用にされる。ほかに芳香がベルガモットに似た、ライム・スイートがある。
学名	*Citrus aurantifolia*
科名	ミカン科
おもな産地	メキシコ、イタリア、西インド諸島

【精油のデータ】

採油部位	果皮
採油方法	水蒸気蒸留法
作用	強壮、解熱、抗ウイルス、殺菌、殺虫、収れん、食欲増進
おもな成分	リモネン、γ-テルピネン、テルピノレン、パラシメン
相性のいい精油	イランイラン、ゼラニウム、ネロリ、パルマローザ、ベルガモット、ラベンダー、ローズ

使用上の注意　①刺激性があるため、低濃度での使用がおすすめ。
②妊娠初期・分娩前後の使用は控え、妊娠後期、授乳期間中は半分の濃度で使用。

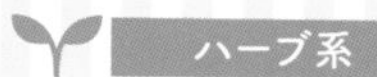

マダガスカルの熱帯雨林で育ったおだやかな香り

ラベンサラ

Ravensara

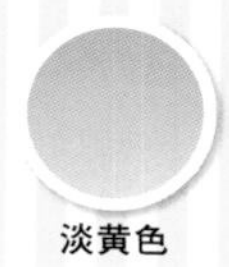

淡黄色

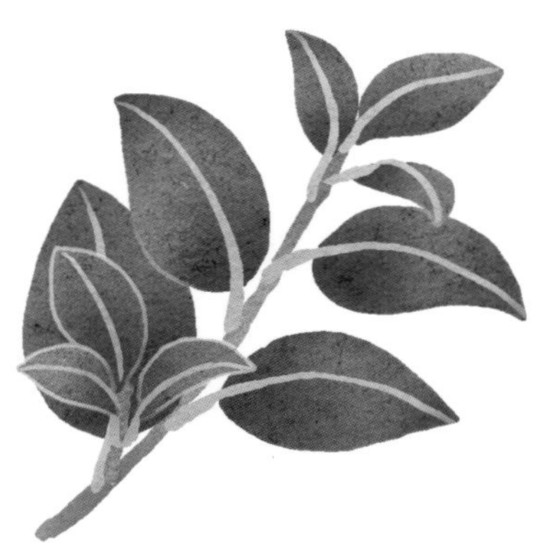

マダガスカル産の高木、ラベンサラの精油です。1980年代からアロマテラピーに用いられるようになったので、日本ではまだなじみがありません。が、用途が広く作用がおだやかで肌への刺激も弱いため、ラベンダーに匹敵する万能精油といわれています。風邪などの感染症に対する抗菌・抗ウイルス作用、免疫力を高める働きに対して、医学界からも注目されています。ただし現在「ラベンサラ」として出回っている精油には「ラヴィンサラ（*Cinnamomum camphora*）」という名の別の精油が混在していることがわかりました。香りと成分が類似し、産地でも長らく同じ植物と思われていたためですが、どちらも有効成分を多く含み、現在はしっかり区別されています。

香りの特徴

熱帯産植物の葉から採れる、スパイシーな中に甘さのある深い香り

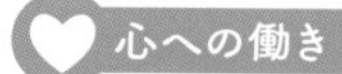

心への働き

1 意識をクリアにし、集中力を高める。
2 疲れた心や憂うつな気分をやわらげる。
3 不安をとり除き、安眠を促す。

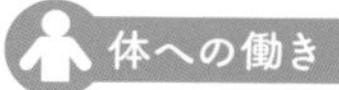

体への働き

1 風邪や呼吸器系の痛みや炎症をやわらげる。
2 免疫力を高め、感染症を予防する。
3 筋肉痛などの痛みをやわらげる。

揮発度 トップ～ミドルノート　香りの強さ 中

使い方

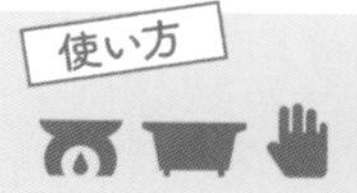

ボディオイルに。感染症を予防する。

使用上の注意 妊娠中・授乳中の使用は避ける。

【植物のデータ】

原料になる植物	ラベンサラ。マダガスカル原産の高木で、湿度の高い熱帯雨林に自生する植物。古くから葉は薬と香りづけに使用。
学名	*Ravensara aromatica*
科名	クスノキ科
おもな産地	マダガスカル

【精油のデータ】

採油部位	葉
採油方法	水蒸気蒸留法
作用	強壮、去痰、抗ウイルス、抗炎症、抗カタル、抗菌、免疫調整
おもな成分	リモネン、α-ピネン、サビネン、β-ピネン、カンフェン、α-テルピネオール、リナロール、テルピネン-4-オール、酸化物の1,8シネオール
相性のいい精油	タイム、パインニードル、ユーカリ、ラベンダー、ローズマリー

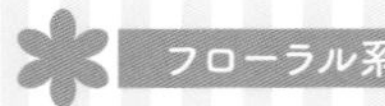

フローラル系　アロマテラピーの代表。さまざまなシーンに役立つ永遠の定番

ラベンダー

Lavender

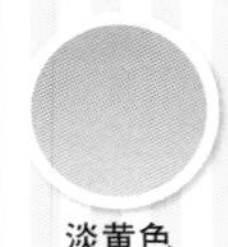

淡黄色

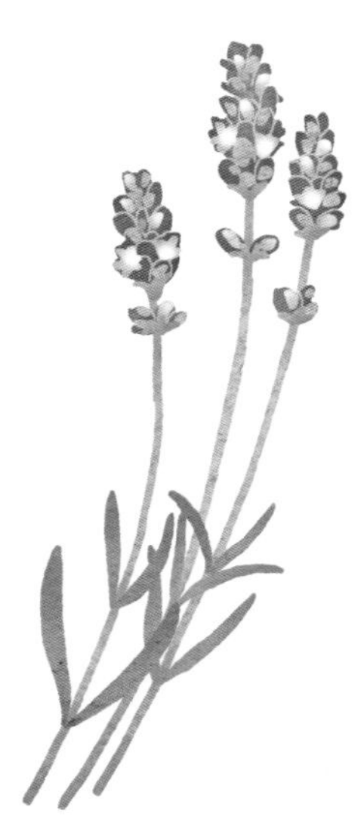

20世紀初頭、ルネ・モーリス・ガットフォセがラベンダーを中心に、植物に薬効があることを本にまとめ、アロマテラピーという言葉が生まれたという、「原点」とされる精油です。すぐれた鎮静作用があり、不眠、抗うつなどに用いられるほか、血圧の降下・鎮痛・殺菌・抗炎症作用もあり、感染症や虫刺されにも役立ちます。刺激もおだやかなため、安全で使いやすい精油とされます。たくさんの品種があり、精油もそれぞれ成分や作用、香りが異なります。その代表種 *L.angustifolia* は「真正ラベンダー」と呼ばれます。その名はラテン語で「洗う」という意味のlavareに由来するともいわれ、これはローマ人が傷の洗浄や沐浴にラベンダーを使用したため。昔はプロヴァンスの高地から野生のものを羊飼いが刈り集めていましたが、需要の高まりとともに商業的に生産されるようになりました。

【植物のデータ】

原料になる植物	真正ラベンダー。別名トゥルーラベンダー。ヨーロッパ原産の草丈は30～60cmほどの常緑潅木。花は穂のようにつき、紫のほか、白、ピンクの花もある。葉にも芳香がある。
学名	*Lavandula officinalis, Lavandula angustifolia, Lavandula vera*
科名	シソ科
おもな産地	フランス、ブルガリア、オーストラリア、イギリス、イタリア、日本

香りの特徴

やわらかで軽く、さわやかな中にウッディーな深みももつ、南仏の花の香り

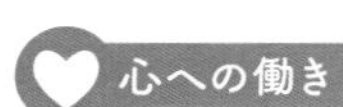

心への働き　緊張やストレスをやわらげ、眠りを促す。

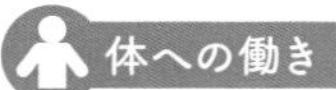

体への働き

1 頭痛、月経痛、筋肉痛の痛みをやわらげる。
2 血行を促し、リンパの流れをよくする。

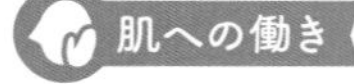

肌への働き

1 日焼けによる炎症をしずめ、やけどの治りを促す。
2 ニキビ、虫刺され、水虫などを改善する。

揮発度 トップ～ミドルノート　**香りの強さ** 中

【精油のデータ】

採油部位	花と葉
採油方法	水蒸気蒸留法
作用	強壮、血圧降下、抗うつ、抗炎症、殺菌、鎮痛、鎮痙、鎮静、瘢痕形成、皮膚細胞再生
おもな成分	リナロール、ボルネオール、α-テルピネオール、酢酸リナリル、酢酸ラバンジュリル、1,8シネオール、カリオフィレン、ラバンジュロール
相性のいい精油	オレンジ・スイート、カモミール、クラリセージ、ジャスミン、ゼラニウム、レモン、ローズマリー

使い方

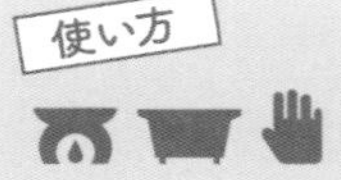

芳香浴、トリートメント、吸入、湿布、沐浴と、すべてに利用できる。

使用上の注意　妊娠初期・分娩前後の使用は控え、妊娠後期、授乳期間中は半分の濃度で使用。

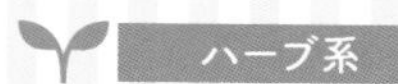

心身に太陽の輝きに似たパワーを与えるさわやかな精油

リツェアクベバ

別名：メイチャン、リトセア

Litsea cubeba

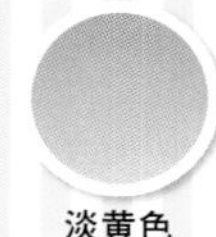

淡黄色

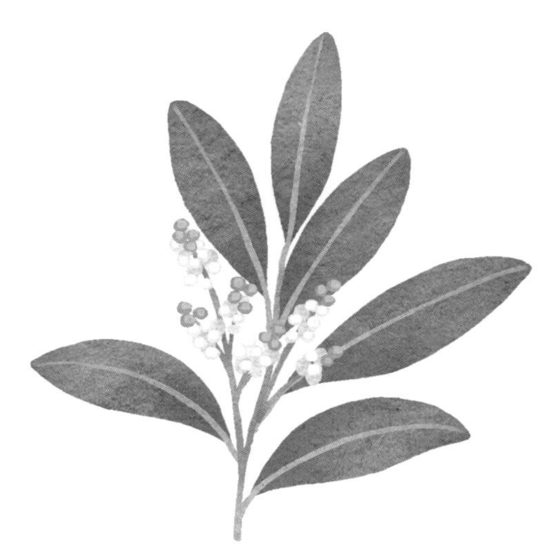

スパイシーでレモン（p.134参照）に似た柑橘系の香りがする精油です。鎮静作用とともに、精神を刺激して気分を高揚させる効果があるので、ストレスなどで落ち込んでいるときに役立ちます。精油の歴史は1950年代から。欧米で広く知られるようになったのは最近です。メリッサ（p.127参照）と同様、ネロールやゲラニオールという成分が含まれ、価格はリーズナブルなため、ヨーロッパでは高価なメリッサの代用になることが多いそうです。レモングラス（p.135参照）と同じくらいのシトラールを含み、柑橘系の香りがしますが、柑橘系の植物ではなく光毒性はありません。「リツエア」「リトセア」「メイチャン」などの別名をもち、コショウに似た小さな実は中華料理によく使われるため、「チャイニーズ・ペッパー」と呼ばれることもあります。

香りの特徴

ハーブ系だが、甘酸っぱくフレッシュなレモンに似た柑橘系の香りをもつ

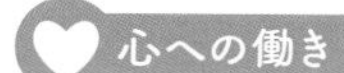

気分をしずめる作用と高揚させる作用の両方をもつ。

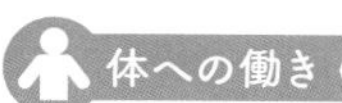

1 消化を促し、吐きけをしずめる。
2 呼吸器系の炎症や痛みをやわらげる。

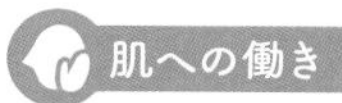

脂性肌の皮脂バランスをととのえ、清潔に保つ。

揮発度 トップノート　**香りの強さ** 強め

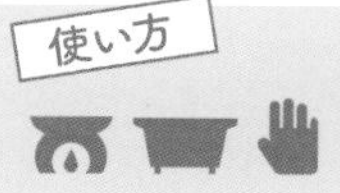

ストレス解消、痛みをやわらげるためのトリートメントオイルに。

【 植物のデータ 】

原料になる植物	リツェアクベバ。アジア原産の香り高い葉と花をつける低木。スパイシーな実の多くは香料として用いられる。
学名	*Litsea cubeba*
科名	クスノキ科
おもな産地	中国、マレーシア

【 精油のデータ 】

採油部位	果実
採油方法	水蒸気蒸留法
作用	うっ滞除去、抗うつ、抗炎症、抗菌、鎮静、消化促進
おもな成分	ネロール、ゲラニオール、d－リモネン、シトラール
相性のいい精油	イランイラン、オレンジ・スイート、ジャスミン、ゼラニウム、ネロリ、バジル・リナロール、プチグレイン、ラベンダー、ローズ、ローズマリー

使用上の注意 ①妊娠中・授乳中の使用は避ける。②妊娠初期・分娩前後の使用は控え、妊娠後期、授乳期間中は半分の濃度で使用。

柑橘系　**誰からも愛されるフレッシュな香りの万能精油**

レモン

Lemon

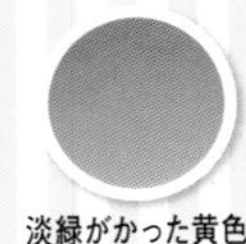

淡緑がかった黄色

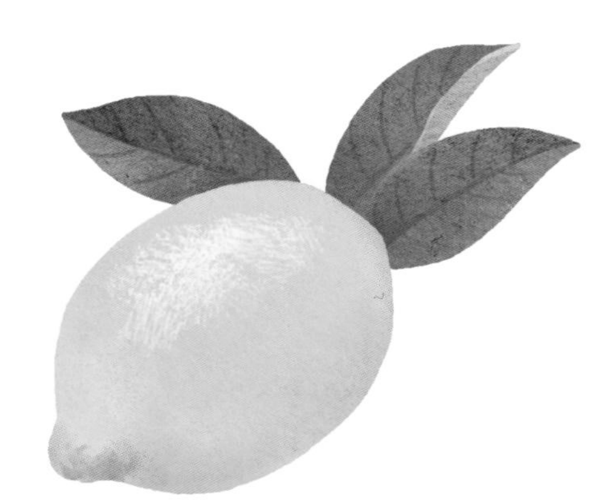

柑橘系フルーツの代表ともいえる精油です。フレッシュですっきりとした香りは、意識を高揚させ、理解力や集中力を高め、気分をリフレッシュさせるとされます。また、さまざまな感染症を防ぎ、肌の新陳代謝を高めたり、冷えやむくみを改善するなど、幅広い用途に用いられます。レモンの名は、アラビア語とペルシャ語で柑橘類の果実を指す「ライムン」と「リムン」に由来するといいます。ヨーロッパで栽培されるようになるのは十字軍の遠征以降ですが、その効能は古くから知られていました。近年でも、20世紀半ばにアロマテラピーの基礎を作ったフランス人医師のジャン・バルネは、レモンの精油には空気中の菌の殺菌作用があると発表したこともあります。光毒性（ひかり）（p.51参照）には注意が必要です。

香りの特徴

レモンを切ったときに広がる、キリッとした鋭い柑橘の香り

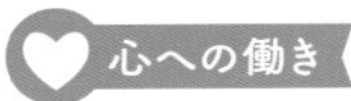

心への働き
1 心の動揺をしずめ、冷静にする。
2 集中力を高め、意識をクリアにする。

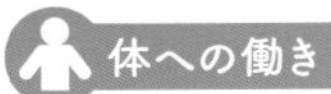

体への働き
1 感染症を予防する。
2 冷え性、むくみを改善する。

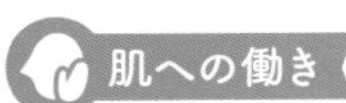

肌への働き
1 血行をよくし、肌の明るさをとり戻す。
2 髪や爪を強くし、成長を促す。

揮発度 トップノート　**香りの強さ** 強め

【植物のデータ】

原料になる植物	レモン。インド原産の常緑低木。果実は主に食用にされ、いろいろな加工品がある。また観賞用として鉢植えなどにも適している。
学名	*Citrus limon*
科名	ミカン科
おもな産地	イタリア、アメリカ、スペイン、ブラジル、イスラエル、ギニア、南アフリカ

【精油のデータ】

採油部位	果皮
採油方法	圧搾法
作用	うっ滞除去、強壮、抗ウイルス、抗菌、消化促進
おもな成分	リモネン、α-ピネン、β-ピネン、γ-テルピネン、ゲラニオール、リナロール、シトラール、オクタナール、デカナール
相性のいい精油	イランイラン、カモミール、サンダルウッド、ジュニパーベリー、ジンジャー、ネロリ、フェンネル・スイート、フランキンセンス、ベンゾイン、ユーカリ、ラベンダー、ローズ

使い方

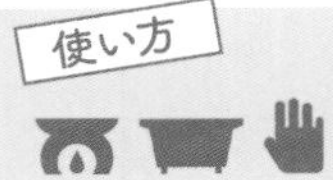

芳香浴に。集中力を高め、空気を浄化する。

使用上の注意　①光毒性があるため、使用後12時間は、紫外線に当たることは避ける。②妊娠初期・分娩前後の使用は控え、妊娠後期、授乳期間中は半分の濃度で使用。③刺激性があるため、低濃度での使用がおすすめ。

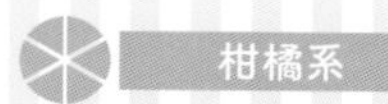

柑橘系　タイ料理でおなじみのエネルギッシュな力をもつ香り

レモングラス

Lemongrass

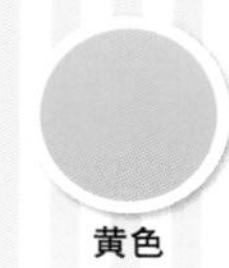

黄色

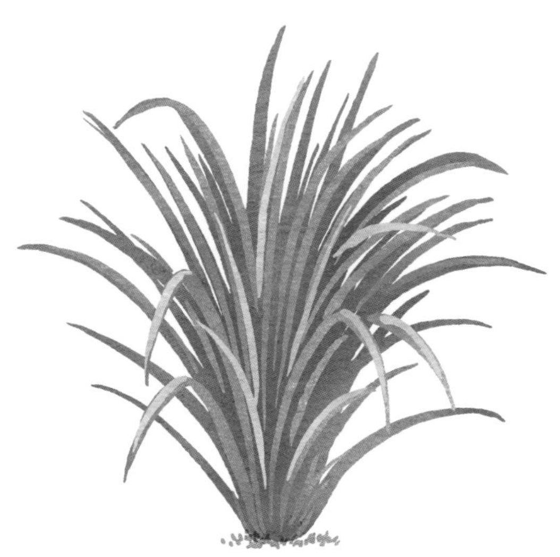

レモンよりも強い柑橘系の香りがしますが、イネ科のレモングラスから採れる精油です。鎮痛・抗炎症作用があり、トリートメントに使えば筋肉の痛みやこりをやわらげ、リンパの流れをよくしてむくみやセルライトの解消に役立ちます。また、主成分であるネロールやゲラニオールには防虫作用があるため、虫よけやペットのノミ対策にもおすすめ。レモンに似たフレッシュな香りと強力な抗菌作用が空気を浄化します。原産地のインドでは「チューマナ・ブールー」の名で知られ、熱を下げ、感染症を治す薬草として用いられてきました。また、母乳の出をよくする効果があるともいわれたようです。東南アジアでは、タイのトムヤムクンをはじめ料理には欠かせないスパイスとなっているほか、ハーブティーにして飲まれています。

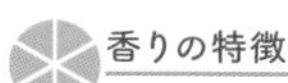

香りの特徴

レモンに似ているが、ほのかに温かみと甘さのある独特なアジアの香り

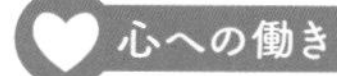

心への働き　疲労感や不安感、ストレスを解消する。

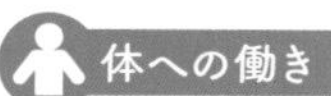

体への働き　消化を助け、胃腸の炎症をしずめる。

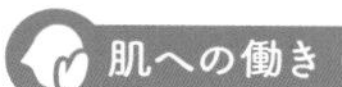

肌への働き
1 リンパの流れをよくし、セルライトを除去する。
2 ハリを与え、皮脂のバランスをととのえる。
3 ニキビや水虫などの治りを促す。

揮発度　トップ～ミドルノート　香りの強さ　中～強め

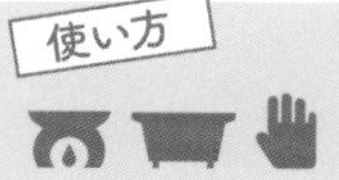

使い方

ほかの精油とブレンドし、筋肉痛をやわらげるトリートメントオイルに。

使用上の注意　妊娠初期・分娩前後の使用は避ける。

【 植物のデータ 】

原料になる植物	レモングラス。インド原産の草丈 80 ～ 120㎝の多年草。夏から秋にかけ茶色の穂をつける。東南アジアでは葉を食用に用いる。
学名	*Cymbopogon flexuosus*（東インド型）, *Cymbopogon citratus*（西インド型）
科名	イネ科
おもな産地	ネパール、中国、インド、グアテマラ、ブラジル、スリランカ、インドネシア、オーストラリア、西インド諸島、エジプト、ブータン

【 精油のデータ 】

採油部位	葉
採油方法	水蒸気蒸留法
作用	血行促進、抗炎症、抗菌、抗真菌、消化促進、鎮静、防虫
おもな成分	リモネン、ミルセン、ゲラニオール、ネロール、シトロネラール、シトラール、メチルヘプテノン
相性のいい精油	シダーウッド、ジャスミン、ゼラニウム、ティートリー、ニアウリ、ネロリ、バジル・リナロール、パルマローザ、ローズマリー

フローラル系　甘美な花の女王、気品ある香水の香り

ローズ・アブソリュート

Rose Absolute

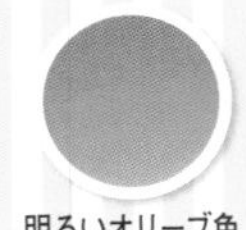
明るいオリーブ色

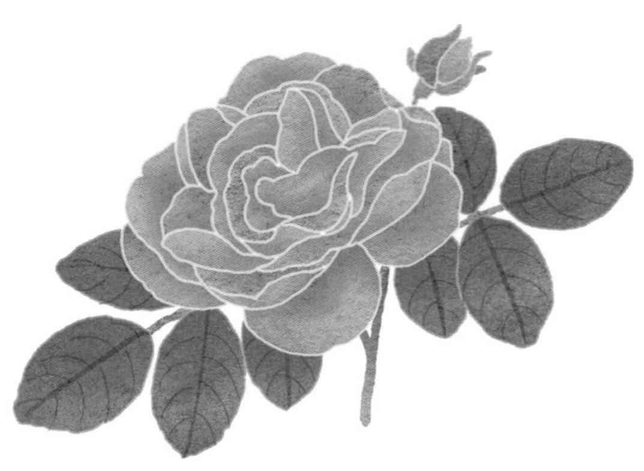

「花の女王」と呼ばれるダマスクローズの花の精油です。古くから女性たちを魅了してやまない優雅な香りは、ネガティブな感情を癒やして心をおだやかにし、自律神経や内分泌系に働きかけて女性ホルモンのバランスをととのえるといわれています。女性らしさを高め、月経前のイライラや更年期の症状をやわらげる、心身ともに女性のための精油です。ローズには採油方法が異なるタイプがあり、溶剤抽出法による精油がローズ・アブソリュートです。その香りは熱による影響を受けないため、気品があり、香水の原料としても人気です。収油率は水蒸気蒸留より高くなります。なお、バラは園芸品種を含めると数千もの種類がありますが、精油の抽出に使われるのは、原種に近いほんの数種に限られます。

香りの特徴

エレガントで気高い濃厚な花の香り。溶剤抽出法（アブソリュート）タイプで安定性が高い

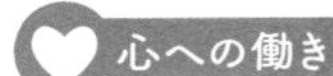

心への働き

1 ネガティブな感情をほぐす。
2 緊張およびストレスの解消を助け、眠りを促す。

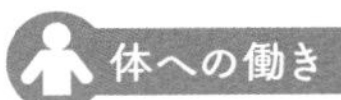

体への働き

ホルモンバランスをととのえ、月経不順や更年期障害をやわらげる。

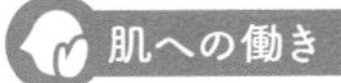

肌への働き

1 肌細胞の再生力を高め、肌を引き締める。
2 傷、皮膚炎やしっしんを改善する。

揮発度 ベースノート　**香りの強さ** 強め

使い方

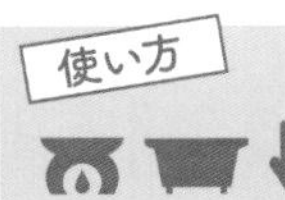

フレグランスに最適。

【 植物のデータ 】

原料になる植物	ローズ。北半球のほぼ全域が原産の木。背丈は1～2mほどで、春から秋にかけて美しい花が咲く。花は植物療法や料理、美容で利用される。
学名	*Rosa×damascena, Rosa centifolia*
科名	バラ科
おもな産地	モロッコ、トルコ、フランス、ブルガリア

【 精油のデータ 】

採油部位	花
採油方法	揮発性有機溶剤抽出法（アブソリュート）
作用	強壮、抗うつ、抗炎症、催淫、収れん、鎮静、ホルモン様
おもな成分	ダマセノン、シトロネロール、ネロール、ゲラニオール、フェニルエチルアルコール、ローズオキサイド
相性のいい精油	オレンジ・スイート、カモミール、クラリセージ、サンダルウッド、ジャスミン、ゼラニウム、ネロリ、パチュリ、パルマローザ、ベルガモット

使用上の注意　①妊娠中・授乳中の使用は避ける。②刺激性があるため、低濃度での使用がおすすめ。

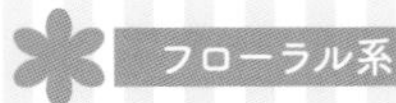

最高級のローズ100輪から1滴採れる希少な高級精油

ローズ・オットー

Rose Otto

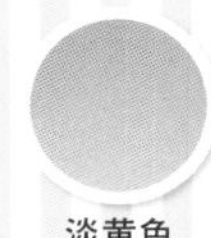

淡黄色

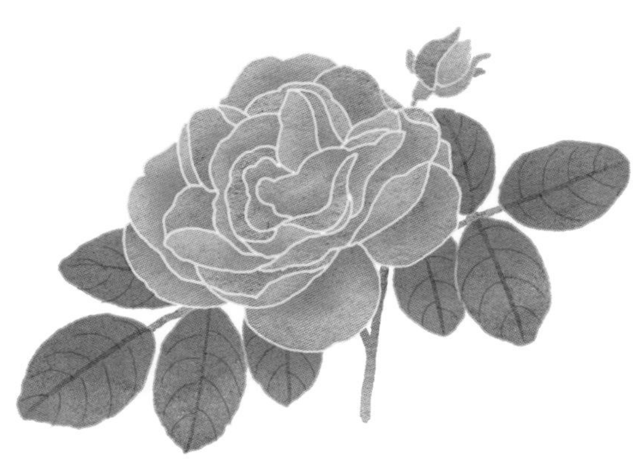

ダマスクローズの花から水蒸気蒸留法によって抽出される、採油率が低く、たいへん貴重で高価な精油です。3000kgの花から採れる精油はわずか1kg、バラの花約100個分が精油1滴といわれるほど。ブルガリア産のものが最高品質とされ、「ブルガリアンローズ」と呼ばれています。そのうっとりするような甘い香りはストレスや緊張をやわらげてくれるほか、PMS（月経前症候群）や月経痛、月経不順、更年期障害などの婦人科系の不調の改善にも効果があるといわれます。また肌のアンチエイジング効果にすぐれ、中世ヨーロッパでは若返りの薬として人気がありました。精油に含まれるワックス成分が低温（約10度以下）で固まりますが、手で温めると再び液体に戻ります。精油の副産物であるローズウォーターも、化粧水などに利用されています。

香りの特徴

大量のバラから採れる。まじりけがなく、深みと透明感のあるうっとりするローズの香り

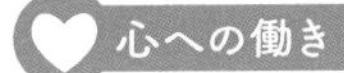

1 ネガティブな感情をほぐす。
2 緊張やストレスを解消し、眠りを促す。

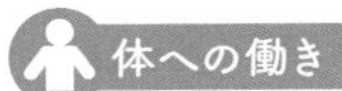

1 月経周期を正常化させる。
2 消化器系を活発にし、食欲を増進させる。

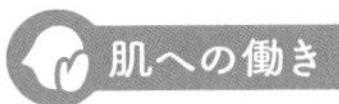

1 皮膚炎やしっしんの治りを促す。
2 毛細血管を強化する。

揮発度 ミドル〜ベースノート　香りの強さ 中

使い方

アンチエイジングのためのスキンケアに。

【植物のデータ】

原料になる植物	ダマスクローズ。中央アジア原産の小さなトゲをもつ潅木。春から秋にかけて咲かせる花は、植物療法、料理、美容で利用される。
学名	*Rosa×damascena*
科名	バラ科
おもな産地	ブルガリア、モロッコ、トルコ

【精油のデータ】

採油部位	花
採油方法	水蒸気蒸留法
作用	強壮、抗うつ、抗菌、催淫、収れん、鎮静、瘢痕形成、皮膚弾力回復、ホルモン様
おもな成分	ゲラニオール、シトロネロール、ネロール、フェニルエチルアルコール、オイゲノール、ダマスコン、ローズオキサイド
相性のいい精油	オレンジ・スイート、カモミール、クラリセージ、サンダルウッド、ジャスミン、ゼラニウム、ベルガモット

使用上の注意 ①妊娠中・授乳中の使用は避ける。②刺激性があるため、低濃度での使用がおすすめ。

ハーブ系　脳を活性化させるなどの若返り作用が古くから現在まで注目される

ローズマリー

Rosemary

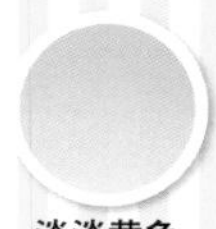

淡淡黄色

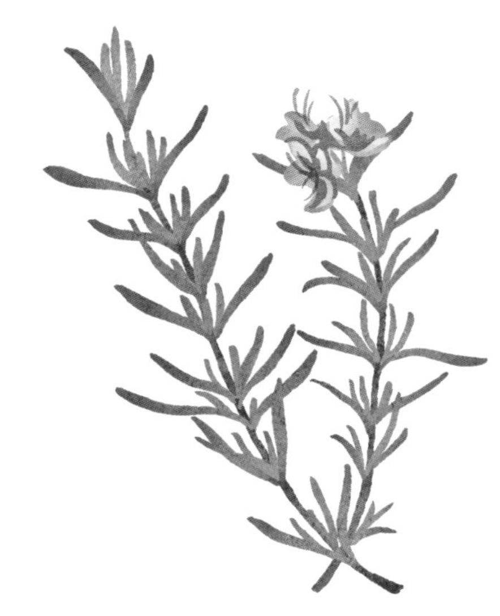

脳を活性化させ、集中力と記憶力を高めるとして知られる精油です。精油には約8種類のケモタイプ（p.53参照）があります。なかでも、香りがおだやかなベルベノン、刺激が少なくすっきりとした香りで抗ウイルス・抗菌作用のあるシネオール、刺激的でシャープな香りがあり、筋肉痛やこりの解消に役立つカンファーの3種類が有名です。学名はラテン語で「海のしずく」という意味。長い歴史をもつローズマリーには、多くの逸話があります。とりわけ、「ハンガリアン・ウォーター」の話は有名。14世紀のハンガリーのエリザベート1世がローズマリーを主成分とする水を化粧水として使ったところ、若々しさをとり戻したため、この水は「若返りの水」といわれたそうです。髪によいとも伝承されています。

香りの特徴

樟脳（しょうのう）のような強く鋭くすがすがしい香り。料理用としてもおなじみ

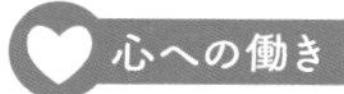

心への働き　脳に刺激を与え、集中力・記憶力を高める。眠けを覚ます。

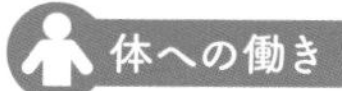

体への働き　頭痛、偏頭痛、軽いめまいをやわらげる。

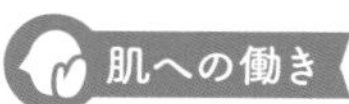

肌への働き
1 肌のたるみやむくみを解消する。
2 フケを抑え、毛髪の成長を促す。

揮発度　ミドルノート　　香りの強さ　中〜強め

使い方

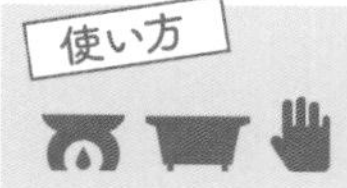

肩こり、筋肉痛をやわらげるトリートメントオイルに。

使用上の注意　妊娠初期・分娩前後の使用は控える。

【 植物のデータ 】

原料になる植物	ローズマリー。和名マンネンロウ。地中海沿岸地方が原産の常緑低木。葉は料理の香りづけなどにも用いられる。
学名	*Rosmarinus officinalis*
科名	シソ科
おもな産地	モロッコ、スペイン、フランス、ポルトガル、チュニジア、イタリア、アメリカ

【 精油のデータ 】

採油部位	葉
採油方法	水蒸気蒸留法
作用	強壮、去痰、血行促進、抗カタル、胆汁分泌促進、免疫調整
おもな成分	1,8シネオール、α-ピネン、β-ピネン、カンフェン、リモネン、β-カリオフィレン、カンファー、ボルネオール、酢酸ボルニル、ベルベノン
相性のいい精油	グレープフルーツ、シダーウッド、ゼラニウム、バジル・リナロール、ペパーミント、レモングラス

5章

植物油のプロフィール 21

植物油は、アロマテラピーを楽しむ際、
精油の刺激を弱めるための
「基材」としてよく使われています。
植物油自体にも、さまざまな有効成分が
含まれて単体で使っても効果が期待できます。
なかでも初心者にも使いやすい 21 種類をとり上げ
特徴や使い方などを紹介します。

精油の楽しみを広げる「基材」には、とどまらない魅力が満載

植物油は天然の植物の油脂です

刺激の強い精油を薄めるための基材である植物油とバターのプロフィールを紹介します。
これら自体にも美容成分が含まれるため、シングル使いもおすすめです。

精油の「基材」とは？

精油は芳香成分が高濃度で含まれるため、原液のままでは刺激が強く、肌に直接つけるのは危険です。肌に塗る際は、「基材」で薄めて使います。ここでは、一般的に使われている、植物性の油脂でできた植物油、常温で固形の油脂、バターなどを紹介します。植物油には、それぞれ美肌に役立つ、さまざまな天然の美容成分を含まれているので、植物油だけで使うこともおすすめです。

植物油

キャリアオイルとも呼ばれ、Carrier= 運ぶ、という名のとおり肌の奥に精油成分を運び、浸透するのを助けてくれます。また、基材であるためベースオイルとも呼ばれます。植物を直接しぼって採取する圧搾油や、花などの原料植物をほかのオイルにひたす浸出油（インフューズドオイル）などがあります。酸化が早いものがあるので、少量を購入して早めに使い切るのがおすすめです。

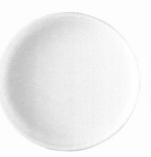

スイートアーモンドオイル
種子を圧縮して採油した圧搾油。安価で活躍範囲が広い。

カレンデュラオイル
花をサンフラワーオイルなどの植物油にひたして有効成分を浸出させた浸出油。

バター

常温では固形の植物性油脂。人間の体温で溶けるので手のひらで温めるとクリーム状となり、手作り化粧品などに向いています。ここでは使いやすいシアバターとカカオバターを紹介します。

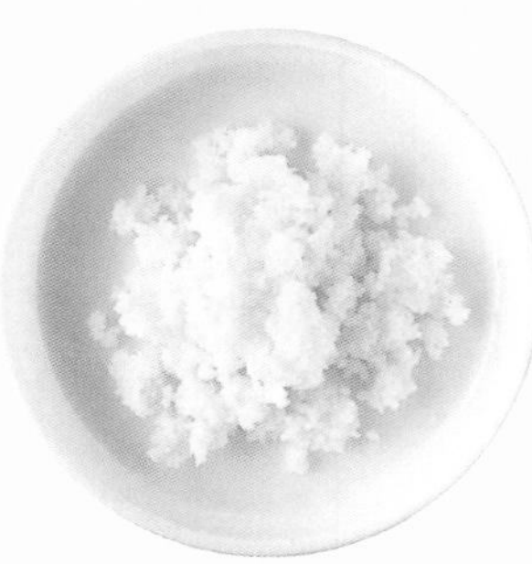

シアバター
シアの木の種子の「仁」を圧搾して採れる油脂。高い保湿力をもつ。

美容成分に注目

これらの油脂にはビタミン、ミネラル、必須脂肪酸、不飽和脂肪酸など美容や健康に有効な成分が多く含まれています。たとえば、美容成分では、リノール酸やオレイン酸を多く含む月見草オイルのアンチエイジングパワー、リノール酸、α-リノレン酸を多く含むローズヒップオイルのくすみとりパワーなどは、美容液に匹敵するとして注目を集めています。カスターオイルやセントジョンズワートオイルには老廃物を排出するデトックスパワーがあるとされます。p.142からの解説を参考に、目的や肌質に合うものを選びましょう。

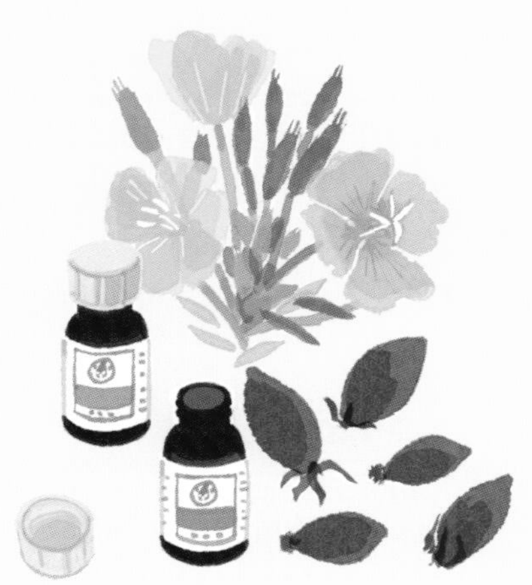

基本的な使い方

植物油はトリートメントオイルとして、バター、ワックスは温めるとクリームとして直接肌につけられます。p.64～のケアの方法を参考にして行います。

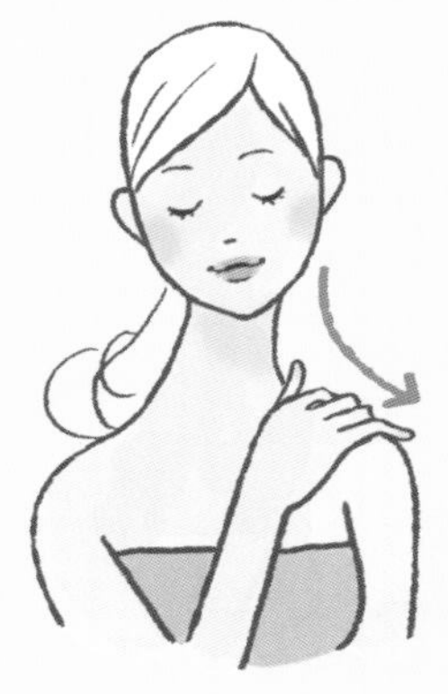

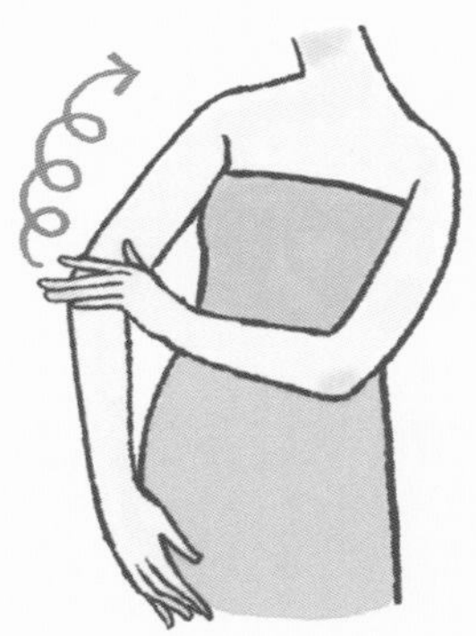

精油とブレンドする際は、精油との使用量の割合を守ることが大切です

●フェイス用は、植物油 30mℓに対して、精油は 3 滴以内
●ボディ用は、植物油 30mℓに対して、精油 6 滴以内
以上の割合が安全だとされています。
ただし、精油の種類や、肌質によっても異なるので、皮膚の弱い人は精油の量を少なめに。また、幼い子どもには精油を加えず、刺激の少ない植物油のみで使いましょう。

美肌成分たっぷりで顔のマッサージに

アプリコットカーネルオイル

Apricot kernel oil

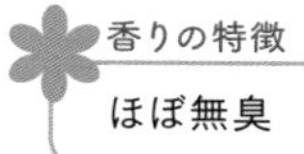

香りの特徴

ほぼ無臭

使用感の特徴 サラサラとして浸透力が高い

サラサラした質感ですべりがよいため、トリートメントには単独で使用できます。生産量が少なく価格がやや高めですが、オレイン酸やビタミン成分をたっぷり含み、美肌効果が大です。栄養価の高さから、原産地の中国では古くから食用としても用いていました。漢方ではこの種子をせき止めやぜんそくなどの薬として利用します。

【 植物のデータ 】

原料になる植物	アプリコット（西洋アンズ）。中国が原産地の落葉樹。ヨーロッパからアメリカへと移植された。
学名	*Prunus ameniaca*
おもな産地	アメリカ、フランス
採油方法（抽出部位）	種子（仁）の圧搾法

肌への働き

1 肌質を選ばないが、特に乾燥肌、老化肌、敏感肌のフェイシャルマッサージに適している。
2 皮膚によく浸透し、栄養を与えてやわらかくする。肌荒れの改善にも役立つ。

栄養価が高くブレンドがおすすめ

アボカドオイル

Avocado oil

香りの特徴

コクのあるやや強い香り

使用感の特徴 粘性が高くすべりにくい

オレイン酸、ビタミン類（A・E・Dなど）、レシチンなどを豊富に含む栄養価の高いオイルで、美容目的の化粧品原料として多く用いられます。単独使用も可能ですが、粘りけが強くすべりが悪く香りも強いことから、ほかの植物油に10％ほどの割合でまぜて使用されることが多いようです。浸透力にすぐれています。

【 植物のデータ 】

原料になる植物	アボカド。中南米産。15 世紀にスペイン人によって発見され、ヨーロッパに導入。オイルの原料となる実は食用として人気。
学名	*Persea americana*
おもな産地	南アメリカ、スペイン、イスラエル
採油方法（抽出部位）	果肉の圧搾法

肌への働き

1 保湿力が高いため、乾燥肌や老化肌の悩みに積極的に働きかける。
2 ほかのオイルにくらべて角質への浸透力が高く、表皮に用いると肌をやわらかく若々しくする。

使用上の注意 衣服やタオルにつくとしみになることがあるので注意。

栄養豊富な、髪と肌の「万能オイル」

アルガンオイル

Argan oil

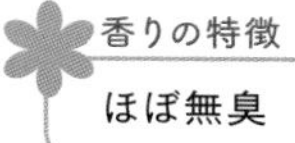

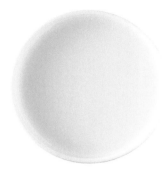

香りの特徴

ほぼ無臭

使用感の特徴 しっとりとして浸透力が高い

北アフリカの乾燥の激しい地域でも枯れることのない木、アルガンの実の種子の、その仁(じん)から採れる希少なオイル。オレイン酸、リノール酸など、肌や髪に必須な脂肪酸を豊富に含むうえ、オリーブの約2倍以上のビタミンEも含み、高い抗酸化作用があることから、髪、肌の万能オイルと呼ばれています。

【 植物のデータ 】

原料になる植物	アルガン。モロッコの一部地域にしか生息しない樹木。
学名	*Argania spinosa*
おもな産地	モロッコ
採油方法（抽出部位）	種子（仁）の圧搾法

肌への働き

1 肌質を問わず使え、乾燥対策と皮脂コントロールの両方に力を発揮。
2 髪をつややかに保ち、パサつきを抑える。

使用上の注意 敏感肌の人は少量で試す。

打ち身・ねんざの「薬草」エキスをオイルに

アルニカオイル

Arnica oil

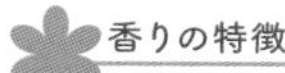

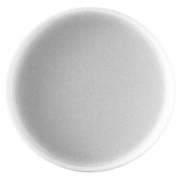

香りの特徴

アルニカの花独特の香り

使用感の特徴 しっとりとして香りが強い

フランスの高原に咲くキク科のアルニカの花を、おもにヒマワリ油などで浸出したオイル。ヨーロッパでは打ち身やねんざの応急対処の薬草とされ、肩・腰・関節や運動後のケアに適します。肌荒れを防ぎ、肌を柔軟に導く効果も。香りが強いので、ほかの植物油とまぜての使うのがおすすめです。

【 植物のデータ 】

原料になる植物	アルニカ。高山地帯に生息するキク科の植物。葉がやわらかく、黄色い花をつける。日本の高山地域に自生するウサギギクの仲間。
学名	*Arnica montana*
おもな産地	フランス
採油方法（抽出部位）	花の浸出法

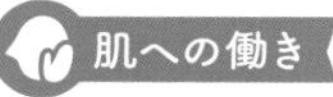

肌への働き

肌荒れを防ぎ、肌を柔軟に導く。

使用上の注意 敏感肌の人は少量で試す。

栄養価が高く美容グッズや石けんの材料にも

オリーブオイル

Olive oil

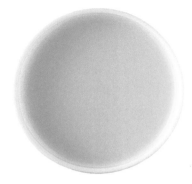

香りの特徴

果肉特有のフルーティーな独特の香り

使用感の特徴 保湿力が高く乾燥肌にぴったり

食用としてポピュラーですが、その栄養価の高さから美容や医療の目的にもよく用いられるオイルです。アボカドオイルと同様で、種ではなく果肉から採取するのが特徴。肌にやさしい石けんの原料としても人気です。食用のものではなく、アロマテラピーショップや薬局で入手した化粧用のものを使いましょう。

【 植物のデータ 】

原料になる植物	オリーブ。樹齢 15 年過ぎから果実をつけ始め、その後100年以上実らせ続ける。
学名	*Olea europaea*
おもな産地	イタリア
採油方法（抽出部位）	果肉の圧搾法

肌への働き

1. 乾燥肌に潤いを与え、しわを予防する。
2. 炎症やかゆみを抑え、妊娠線の予防にも効果がある。
3. ヘアトリートメント効果があり、シャンプーの原料に向く。

使用上の注意 まれにアレルギー反応を起こすことがある。

オリーブオイルから抽出された優秀保湿成分

オリーブスクワランオイル

Olive squalane oil

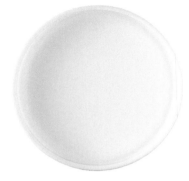

香りの特徴

ほぼ無臭

使用感の特徴 サラサラとして浸透力が高い

オリーブオイルからさらに、スクワランという成分を抽出したオイルです。スクワランは人の皮脂に含まれていますが、加齢とともに失われてしまう成分。補うことで肌をしっとりと保ちます。浸透力にすぐれ、オリーブオイルより高価ですが、サラサラした肌ざわりで刺激が少ないため、敏感肌の方にも安心です。

【 植物のデータ 】

原料になる植物	オリーブ。樹齢 15 年過ぎから果実をつけ始め、その後100年以上実らせ続ける。
学名	*Olea europaea*
おもな産地	スペイン
採油方法（抽出部位）	オリーブオイルから蒸留・水素添加法

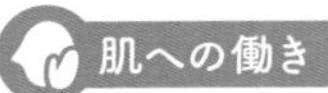

肌への働き

必要な皮脂を補い、乾燥を防ぐ。

使用上の注意 敏感肌の人は少量で試す。

甘い香りと保湿力で有名な天然バター

カカオバター

Cacao butter

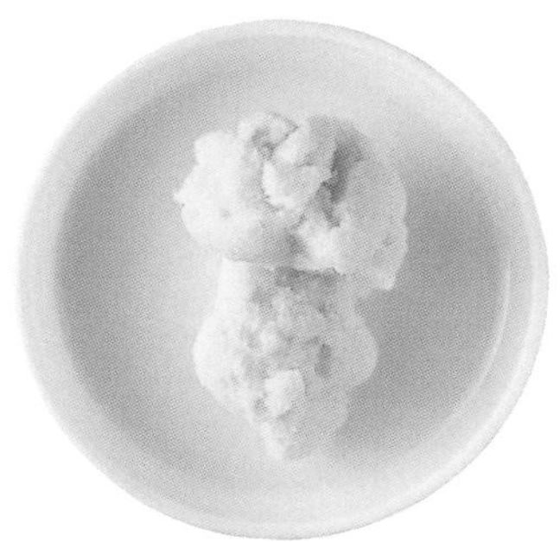

香りの特徴

チョコレートのような甘い香り

使用感の特徴 固体でも体温で溶けるので重宝

カカオ豆から抽出される植物性の天然バターです。カカオの甘い香りと保湿効果の高さが魅力。化粧品やヘアケア製品の原料として広く利用されています。常温で固形のため、手作り石けんやクリームのかたさの調節にも重宝。手のひらの熱でやわらかくすると、直接肌に用いることもできます。また、非常に酸化しにくいので長期保存も可能です。

【 植物のデータ 】

原料になる植物	カカオ。ソラマメのさやのような形の茶色い大きな果実の中に、長さ3cmほどの種が30数個入っている。
学名	*Theobroma cacao*
おもな産地	中南米、インド、ガーナ、スリランカ、ジャワ
採油方法（抽出部位）	種子の圧搾法

肌への働き

1. 固形油脂だが体温で容易に溶けるので、そのまま保湿クリームや軟膏として利用できる。
2. 皮膚をやわらかくすべすべにする効果がある。リップクリームの原料としても需要が高い。

使用上の注意 皮膚にアレルギー反応を起こすことがある。ほかの動物・植物性脂肪やワックス類などを含んだ製品もあるので表示に注意する。

免疫力を高めデトックス作用もある

カスターオイル（ヒマシ油）

Castor oil

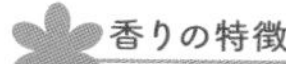

香りの特徴

わずかだが特有の香りがある

使用感の特徴 粘性が高いが保湿力も高い

日本ではヒマシ油の名でなじみのあるカスターオイル。良質なものは、多くのすばらしい効能をもっており、体に塗ったり湿布をするだけで、全身の免疫力を強化するともいわれています。また、体にたまった老廃物などを排出する働きもあり、便秘や関節の痛み、体がだるいといったさまざまな不調の改善にも役立ちます。重く感じる場合はほかの植物油とブレンドするとよいでしょう。

【 植物のデータ 】

原料になる植物	ヒマ（蓖麻＝唐胡麻〈トウゴマ〉の別名）。古代エジプト人はランプの燃料に利用していたといわれる。種子は豆のような形。
学名	*Ricinus communis*
おもな産地	アメリカ
採油方法（抽出部位）	種子の圧搾法

肌への働き

1. 保湿効果がすぐれており、基礎化粧品やリップクリーム、シャンプーなどの原料に欠かせない。
2. おなかや腰などをマッサージすると、便秘の改善に効果的。

日本では髪油として有名な椿油

カメリアオイル（椿油）

Camellia oil

香りの特徴

ほぼ無臭

使用感の特徴 べとつかず肌なじみがよい

椿油といえば、日本では昔から女性の黒髪を美しく保つ油として重宝されてきました。飲用や明かり用、薬用にもされたという記録もあります。紫外線防止効果があるので、髪や肌を日焼けから守ることができます。肌へのなじみがよく、あまりべたつきません。酸化しにくく、比較的長期間の保存が可能です。

【 植物のデータ 】

原料になる植物	ヤブツバキ。本州以南の日本全土、台湾、朝鮮半島に分布。日本から世界に広がった園芸花。
学名	*Camellia japonica*
おもな産地	日本
採油方法（抽出部位）	種子の圧搾法

肌への働き

1 浸透性にすぐれていて、乾燥肌、老化肌のスキンケアに向いている。
2 紫外線 UVB 波長を吸収する作用があり、軽い日焼け止めとして利用できる。
3 髪に用いると、ドライヤーやカラーリングのダメージから髪を守り、サラサラに保つ。

美肌効果が非常に高く赤ちゃんにも使える

カレンデュラオイル

Calendula oil

香りの特徴

コクのあるやや強い香り

使用感の特徴 サラサラして、のびがよい

オレンジ色が美しい花のオイルですが、カレンデュラ自体から油を抽出することはできません。花をほかの植物油に数日から数週間ひたして、有効成分を浸出させる浸出法が用いられます。植物油にはサンフラワー（ヒマワリ）オイルを使うのが一般的。こうしてできたオイルは浸出油と呼ばれます。

【 植物のデータ 】

原料になる植物	カレンデュラ（キンセンカ）。別名ポットマリーゴールド。オレンジ色の花は栄養価が高く、食用（エディブルフラワー）にも用いられる。
学名	*Calendula officinalis*
おもな産地	アメリカ、イギリス、オーストラリア、カナダ
採油方法（抽出部位）	花の浸出法

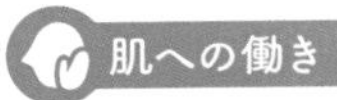

肌への働き

1 抗炎症作用があり、肌荒れや肌の乾燥ケアに向く。
2 刺激がマイルドで赤ちゃん用の化粧品の原料としても使われる。

においがないので精油とのブレンドにおすすめ

グレープシードオイル

Grape seed oil

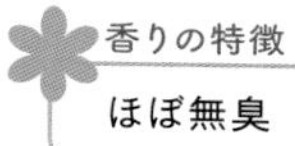

香りの特徴

ほぼ無臭

使用感の特徴 軽くさっぱりとしてよくのびる

ワインの醸造後に残るブドウの種を原料とするため、ワインの副産物といえるオイルです。世界中で大量に生産されるワインが原料とあって、植物油の中では比較的安価な点が魅力。ほぼ無臭なので、精油の香りだけを楽しみたいときにおすすめ。さっぱりしていてよくのびるので、ボディトリートメントに向きます。ビタミンEを多く含み酸化しにくいという魅力も。

【植物のデータ】

原料になる植物	ブドウ。ワインの原料用に栽培されているもの。ワインの製造後に残るブドウの種子が原料。
学名	*Vitis vinifera*
おもな産地	フランス、イタリア、チリ
採油方法（抽出部位）	種子の圧搾法

肌への働き

1 軽くさっぱりした質感でよく広がるので、広範囲のトリートメントがしやすい。
2 刺激が少なく保湿効果が高いので、敏感肌や乾燥肌に有効。
3 クレンジング作用があり、オイリー肌にも適している。

甘い香りと水のような軽さが特徴

ココナッツオイル

Coconut oil

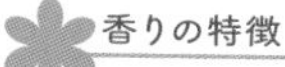

香りの特徴

ココナッツの甘い香り

使用感の特徴 植物油の中で最も軽いといわれる

組成の90%を飽和脂肪酸が占め、酸化しにくく、熱に強いオイルです。ココナッツオイルの中で基材として使用するのは、精製された無色透明のタイプ。植物油の中で最も軽いといわれ、使用感は水のよう。食用にも使われる一般的なものはエキストラバージンココナッツオイルで、25度以下で白く固まり、石けんの主材料の一つでもあります。

【植物のデータ】

原料になる植物	ココヤシ。年間200個の実をつけるなど生産性がよく、多くの地域で栽培される。
学名	*Cocos nucifera*
おもな産地	インドネシア、フィリピン、インド、ベトナム、タヒチ
採油方法（抽出部位）	果肉の圧搾法

肌への働き

1 肌への刺激は比較的強いので、全身への使用は避け、頭皮用に使う。
2 酸化しにくいので、ほかのオイルにまぜると酸化防止剤の働きをする。
3 乾燥した髪をケアするヘアオイルとしてもよい。

使用上の注意 敏感肌の人は少量で試す。

ビタミンEが豊富なアンチエイジングオイル

小麦胚芽オイル

Wheat germ oil

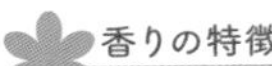

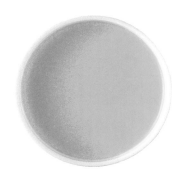

香りの特徴

穀類のやや強い香り

使用感の特徴 粘性が高いのでブレンドして使用

小麦胚芽を圧搾して採るオイルで、ビタミンEを豊富に含むことで有名です。粘性が強く使用感が重いため、トリートメントに単独で用いることはほとんどなく、ほかの植物油に1～5%程度ブレンドし、ビタミンEの抗酸化作用の働きで、ブレンドオイル自体の寿命を長くする防腐剤的な役割を目的に使用します。

【植物のデータ】

原料になる植物	小麦。小麦の粒から小麦粉を製造する過程で、オイルの原料となる小麦胚芽が分離される。
学名	*Triticum vulgare*
おもな産地	アメリカ、カナダ、オーストラリア
採油方法（抽出部位）	小麦胚芽の圧搾法

肌への働き

1 豊富なビタミンEが血行を促し、乾燥や肌荒れ、老化防止に非常に有効。
2 トリートメントによって冷え性や、スポーツ後の筋肉痛が緩和される。

使用上の注意 小麦にアレルギーがある人は使用を控えたほうがよい。

サバンナで育ったシアの木の恵み

シアバター

Shea butter

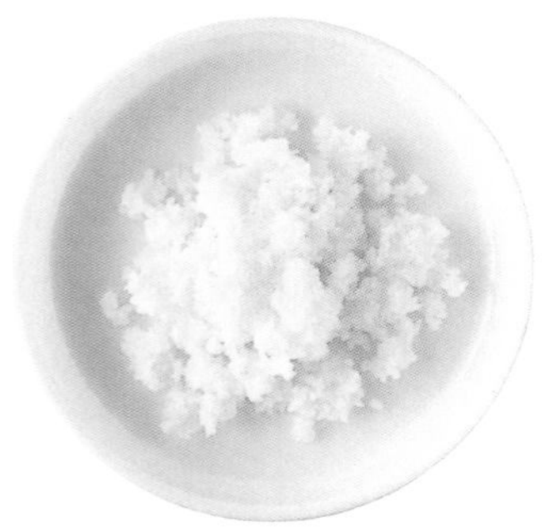

香りの特徴

やや甘いホワイトチョコレートのような香り

使用感の特徴 固体だが体温で溶けてクリーム状となる

サバンナに分布するシアの木の種子から採れる油脂で、カリテバターとも呼ばれます。常温では固形ですが、かたくはないので、単独でクリームのように使用することも可能。直接肌に塗る場合は、手のひらにとって体温で温め、溶かしてから使いましょう。紫外線から身を守り加齢による肌の衰えに働きかけ、しわを目立たなくさせる力をもつといわれます。

【植物のデータ】

原料になる植物	シア（カリテ）。サバンナに自生する。プラムのような実がなり、その種子の仁がバターの原料。
学名	*Butyrospermum parkii*
おもな産地	ガーナ、ブルキナファソ、ナイジェリア
採油方法（抽出部位）	種子（仁）の圧搾法

肌への働き

1 髪にパックすると育毛効果が期待できる。
2 抗酸化作用によりしわのないやわらかい肌をよみがえらせ、長時間保湿効果を持続する。
3 けがや炎症を治そうとする皮膚の力を促進するので、ハンドクリームやフットクリームに最適。
4 石けんにブレンドすると、肌の潤いを保つ。

高い栄養価とコスパのよさが魅力

スイートアーモンドオイル

Sweet almond oil

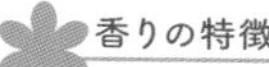

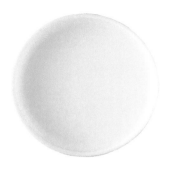

香りの特徴

ほのかにアーモンドの香ばしい香り

使用感の特徴 なめらかですべりがよくトリートメントに

スイートアーモンドの種子から採れるオイルです。オレイン酸を80％含む栄養価の高さとサラリとした使用感で人気があります。新鮮なオイルにはナッツの芳香がありますが、精油をブレンドしてトリートメントオイルなどを作るとオイルの香りは感じられなくなります。安価な点も魅力です。

【植物のデータ】

原料になる植物	スイートアーモンド。春にピンク色の花をつける。緑色の果実の中の種子がオイルの原料。
学名	*Prunus amygdalus var.dulcis*
おもな産地	アメリカ、フランス、イタリア、ギリシャ
採油方法（抽出部位）	種子（仁）の圧搾法

肌への働き

1 オレイン酸やビタミンEなど豊富な栄養素を含み、肌をふっくらやわらかくする。
2 保湿効果が高く、乾燥肌や乾燥によるかゆみや炎症がある肌に適している。
3 なめらかですべりがよく、トリートメントに用いるとリラックス感が高まる。

アーユルヴェーダで使用される有名なゴマ油

セサミオイル（ゴマ油）

Sesame oil

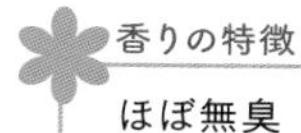

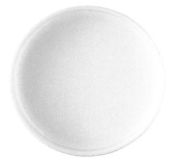

香りの特徴

ほぼ無臭

使用感の特徴 粘性が低くトリートメントに

セサミオイルはインドのアーユルヴェーダで使用されるオイルです。日本人にも身近なオイルですが、一般に料理に用いる色の濃いゴマ油は、ゴマを焙煎して圧搾したもので、香りが強く、アロマテラピーには向きません。トリートメント用には専門店で販売されている化粧用のものを選びます。酸化しにくく、ほかのオイルにまぜると酸化防止に。

【植物のデータ】

原料になる植物	ゴマ。東インドの熱帯地域が原産。さやの中の種子がオイルの原料。白ゴマから採れるオイルが最高級。
学名	*Sesamum indicum*
おもな産地	インド、イタリア、中国、南米、アフリカ
採油方法（抽出部位）	種子の圧搾法

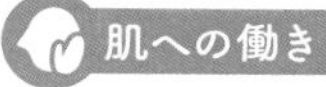

肌への働き

1 ビタミンEやミネラルを豊富に含み、老化が気になる肌に効果的。
2 体を温め、冷え性や腰痛、肩こりなどの症状を緩和する。

薬草として知られ、痛みをやわらげる

セントジョンズワートオイル

St. John's wort oil

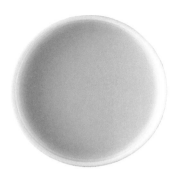

香りの特徴

ハーブ系の落ち着いた香り

使用感の特徴 粘性はやや高い

カレンデュラオイルと同様、花をほかの植物油にひたして作る浸出油です。植物油はバージンオリーブオイルを用いるのが一般的。黄色い花からしだいに精油成分がしみ出します。単独でも使用できますが、比較的高価なオイルなので、ほかのオイルに10～20%の割合でブレンドするとよいでしょう。

【 植物のデータ 】

原料になる植物	セントジョンズワート。和名セイヨウオトギリソウ。古くから薬草として広く利用される。
学名	*Hypericum perforatum*
おもな産地	イギリス、フランス、アメリカ
採油方法（抽出部位）	花の浸出法

肌への働き

1 すべての肌質に使えるが、特にオイリー肌、敏感肌の改善に有効。
2 筋肉痛や関節炎、神経痛などの痛みをやわらげ、切り傷、やけど、ねんざなどの回復を促す。

アンチエイジングオイルとして人気

月見草オイル

Evening primrose oil

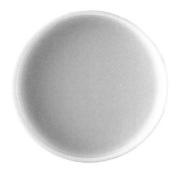

香りの特徴

まったりとしたクセのある香り

使用感の特徴 粘性が高く酸化しやすい

月見草オイルは、アンチエイジング効果の高いオイルとして、最近人気が高まっています。単独で使用する場合は、美容液として毎日のスキンケアにプラスすると、しわやたるみを防ぐ効果が期待できます。キングス・キュアオール（King's cureall：王の万能薬）の異名をもち、北米の先住民は外傷の治療に用いていました。

【 植物のデータ 】

原料になる植物	ツキミソウ。北米原産のハーブ。生命力が強く、乾燥地帯でも繁殖する。オイルの原料になるのは種子。
学名	*Oenothera biennis*
おもな産地	アメリカ、地中海沿岸、中国
採油方法（抽出部位）	種子の圧搾法

肌への働き

1 しわを予防し、ハリのある肌に導く。
2 保湿効果にすぐれ、乾燥肌や乾燥によるかゆみ、炎症などを改善する。

使用上の注意 非常に酸化しやすいので、ごく少量ずつ購入するか、酸化しにくいホホバオイルなどとブレンドするとよい。

最も使いやすい天然ワックス

ホホバオイル

Jojoba oil

末精製タイプ

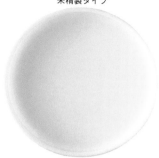

香りの特徴

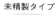

ほぼ無臭（精製）、ハーブ系の個性的な香り（未精製）

使用感の特徴 低温で固形に。常温では浸透力のよい液体

別名ホホバワックス（Jojoba wax）。一般的にオイルの仲間とされていますが、成分的には植物性の液体の蠟（ろう）、すなわちワックスです。低温になると凝固しますが、温めると液体に戻ります。浸透性にすぐれるため使用感がさらっとしていて、ワックスなので湯せんで傷みが進みません。トリートメントだけでなく手作り化粧品に最適な、抗酸化作用が強いオイルです。未精製タイプはほのかな香りが楽しめます。

【 植物のデータ 】

原料になる植物	ホホバ。砂漠地帯に自生する低木。灰緑色の分厚い葉で水分を保持。オイルの原料は堅果。
学名	*Simmondsia chinensis*
おもな産地	イスラエル、メキシコ、アメリカ
採油方法（抽出部位）	種子の圧搾法

肌への働き

1 すべての肌質に合い、浸透性がよくて扱いやすいため、アロマトリートメントによく使用される。肌をやわらかくし、保湿する効果がある。

2 紫外線から肌を守る作用がある。

若返り成分パルミトレイン酸が豊富

マカデミアナッツオイル

Macadamia nut oil

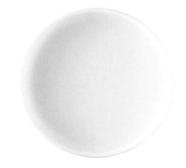

香りの特徴

ほのかなナッツ臭（未精製）

使用感の特徴 さらっとして浸透力と保湿力に優れる

マカデミアナッツオイルのいちばんの特徴は、パルミトレイン酸を含んでいることです。これは、人間の皮脂と共通する成分で、老化肌の若返りに確実な成果を上げる力をもちます。また「消えてなくなるオイル」と表現されるほど浸透性も優秀。酸化しにくく1年以上の保存が可能です。食用もありますが、専門店で購入するのがおすすめ。

【 植物のデータ 】

原料になる植物	マカデミア。オーストラリア先住民アボリジニの主食とされていたナッツがオイルの原料。
学名	*Macadamia ternifolia*
おもな産地	オーストラリア、アメリカ、ケニア
採油方法（抽出部位）	種子の圧搾法

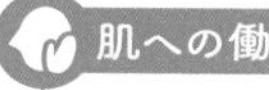

肌への働き

1 加齢によって失うパルミトレイン酸を効率よく補い、ハリのある若々しい肌をよみがえらせる。

2 すぐれた保湿性と浸透力により、乾燥肌の悩みを軽減する。

3 紫外線から肌を守る。

くすみとりにすぐれた美容オイルとして有名

ローズヒップオイル

Rose hip oil

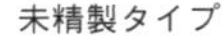
未精製タイプ

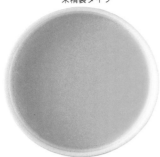

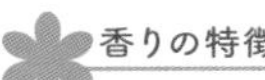
香りの特徴

フルーティーな香り（未精製）

使用感の特徴 ねっとりとして美容液のよう

ドッグローズという野バラから採れるオイルです。リノール酸やα-リノレン酸をたっぷり含むため、しみ、しわやくすみの改善に大きな期待が寄せられる美容オイルとして有名。単独で少量を美容液、アイケアオイルとして、また、ほかのオイルに少量ブレンドしてフェイストリートメントをすると効果的です。手になじませて顔に当てる程度で十分。

【植物のデータ】

原料になる植物	ドッグローズ。野バラの一種。果実の中の種子がオイルの原料。
学名	*Rosa canina*
おもな産地	チリ、アメリカ
採油方法（抽出部位）	種子の圧搾法

肌への働き

1 しみ、しわ、くすみ、ニキビあと、乾燥肌、たるみなど、加齢や生活環境の悪化による肌の衰えを改善する。
2 香りが気になるときは、フランキンセンスなど老化防止の効果のある精油を加えるとよい。

使用上の注意 非常に酸化が早いので、少量ずつ購入し、開封後は冷蔵庫に保管するとよい。服やタオルの着色に注意する。

除菌用として注目される無水エタノールの正しい使い方

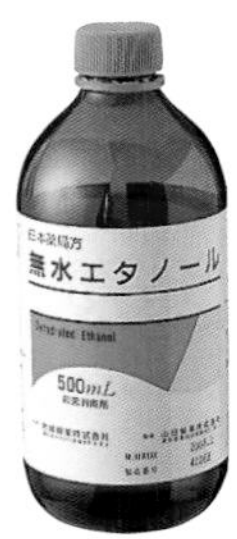

精油を希釈する基材には、植物油のような油性の素材以外に、水性のものがあります。その代表的なものがエタノールです。

スプレーや入浴剤を作る際は、精油をエタノールにまぜてから水や湯に溶かすと、よくなじみます。

無水エタノールとは、純度が100%に近いエチルアルコールのことです。

最近は除菌目的でも使われますが、抗菌性が最も高いのは純度80%で「消毒用エタノール」として販売されているものです。

アロマテラピーでエタノールを使用する目的は、親水性のない精油を、精製水や他の基材に溶けやすくすることです。そのためには純度の高い無水エタノールが適しています。

ただし可燃性が高く、肌への刺激も強いので、レシピで紹介した分量を守って使いましょう。入手は薬局などで。火気のそばには置かず、冷暗所で保管します。

最近よく見る次亜塩素酸水は、水なので精油の基材にはなりません。

巻末

アロマテラピーにまつわるガイド

ここでは、アロマテラピーに関する資格と仕事、
検定試験について紹介します。また巻末には、
香りのタイプ別、心の作用別で探せる
精油の索引をつけました。
アロマ生活に活用してください。

仕事と暮らしに役立つアロマテラピー検定

アロマテラピー検定で資格を取得すると、アロマテラピーの知識や実践方法などをより詳しく知ることができ、さまざまな方面で役立てられます。受験資格は特になく、誰でも受けられるとあって人気の検定です。チャレンジしてみてはいかがでしょう。

アロマテラピー検定とは

アロマテラピーへの関心を高め、個人で楽しんだり、知識を深めたりすることを目的に、公益社団法人 日本アロマ環境協会が主宰している検定で、1級と2級があります。2級を取得すると、アロマテラピーを自分自身で安全に楽しむための基本知識が身につきます。1級では、家族や周囲の人たちに正しく安全に楽しんでもらうための知識が得られます。1級に合格すると、アロマテラピーアドバイザーなど、さらに上位の資格を目指すことも可能です。

受験の方法

5月と11月の年2回、実施されます。全国のアロマショップ、スクールなどで配布している受験要項で申し込めます。また、協会のHPでも申し込みを受けつけています。試験内容は、(公社)日本アロマ環境協会発行の検定テキストから出題されます。受験内容は改定される場合があるので、公式サイトで最新情報を確認してください。

検定の内容

試験は筆記試験（マークシート方式）と香りテストで行われます。2級と1級の受験時間は重複しないようになっているので、同日に2つの級が受験可能です。1級からの受験もできます。2級の出題範囲は10種類の精油のプロフィールと、香りのかぎ分けテスト、アロマテラピーの利用法、安全のための注意など。1級は合計30種類（2級の11種類に19種類追加）の精油が対象になり、健康学やアロマテラピーに関する法律などについても出題されます。アロマに関する検定試験は、ほかにも、植物の力で体をケアする「ナチュラルビューティスタイリスト検定」や、身近な自然や環境に役立てる「環境カオリスタ検定」などがあります。

公益社団法人 日本アロマ環境協会（AEAJ）とは？

アロマテラピーの普及・啓発を目的とする日本アロマテラピー協会を母体として1996年設立。2005年に社団法人、2012年、公益社団法人になりました。アロマテラピーに関する正しい知識の普及・調査・研究活動や、アロマテラピー関連資格の認定実施を行い、自然の香りに満ちた心地よい環境(アロマ環境)づくりを積極的に推進しています。

アロマテラピー検定の概要

2021年1月現在の情報です。

［検定の種類］

2級　受験料 6,000円（+税）

1級　受験料 6,000円（+税）

＊2級、1級検定の両方を、同日に受験（併願）することも可能。併願受験料12,000円（+税）
＊1級からの受験も可能。

［受験資格］

なし。誰でも、何歳でも、何級からでも受験可能。

［試験日］

5月・11月（年2回）

［方法］

インターネット試験

※内容、受験方法については必ず最新の情報を確認してください。

⇒受験要項の最新情報の確認先（公社）日本アロマ環境協会 公式サイト　https://www.aromakankyo.or.jp

アロマテラピー関連の資格と仕事

アロマテラピーの専門知識や技術は、アロマショップのみならず、
美容業界や、エステ、マッサージ関連、介護や医療の場など幅広い分野で求められています。
検定に合格すると目指すことができる、3つの資格を紹介します。

アロマに関する3つの資格

アロマテラピー検定1級を取得すると、アロマテラピーアドバイザー、アロマテラピーインストラクター、アロマテラピーセラピストといった上位資格を目指すことができます。アロマテラピーアドバイザーは、(公社)日本アロマ環境協会に入会し、認定講習会を受講すると取得できます。アロマテラピーインストラクター、アロマテラピーセラピストの資格は試験を受けて、合格すると得られます。

資格と仕事の流れ

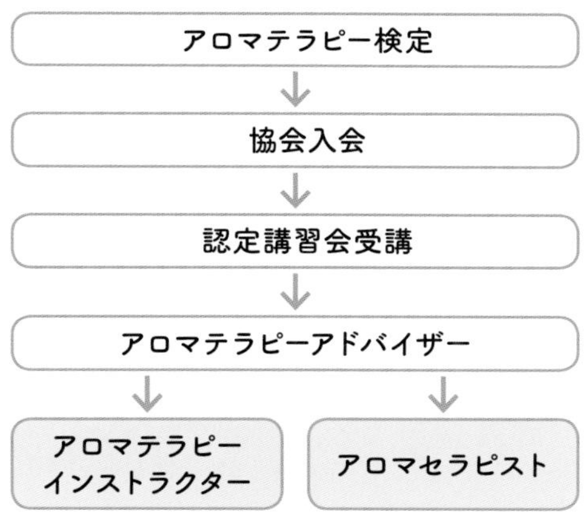

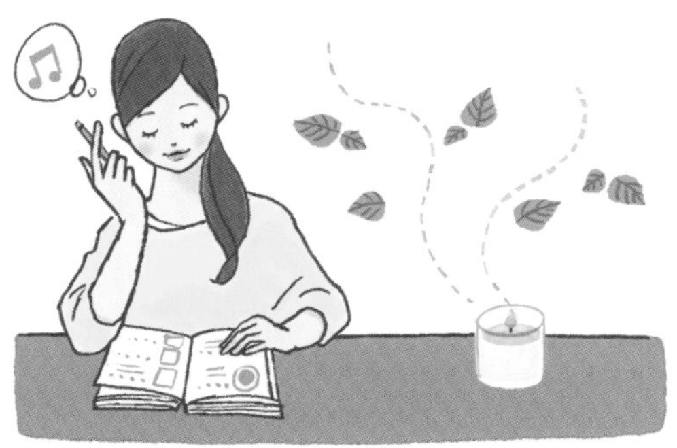

アロマテラピーアドバイザー

精油やアロマクラフトに用いる材料、リラクセーション、リフレッシュなどアロマテラピーの効用に関する知識をもち、法律面も含めて正しく社会に伝えることができる能力を認定する資格。アロマテラピーに関する販売に携わること、一般の人に安全なアロマテラピーをアドバイスすることに適しています。

＼こんな仕事に／

アロマオイルやリラクセーションに関わるグッズ・アイテムを販売しているショップのスタッフなど。

アロマテラピーインストラクター

家庭や地域で、正しく安全にアロマテラピーを実践する知識や方法を指導できる能力を認定する資格。教育に携わる仕事に適しています。アロマテラピーインストラクター試験に合格すると認定されます。

＼こんな仕事に／

カルチャースクールや専門スクールの講師やボランティアなどを通して教育活動に携わる仕事など。

アロマセラピスト

トリートメントやコンサルテーションを含めたアロマテラピーを、一般の人に提供できる資格です。プロのアロマセラピストや、ボランティアとして、第三者にアロマテラピーを実践するために必要です。アロマセラピスト学科試験と、ボディトリートメント実技試験・カルテ審査に合格すると認定されます。

＼こんな仕事に／

サロンやスパなどのスタッフ。マッサージ、トリートメントのほか、セラピーも行うことができます。

ほかにもAEAJ会員対象の資格として、オリジナルの香り創作を目指す「アロマブレンドデザイナー」、アロマハンドトリートメントを提供する「アロマハンドセラピスト」などがあります。

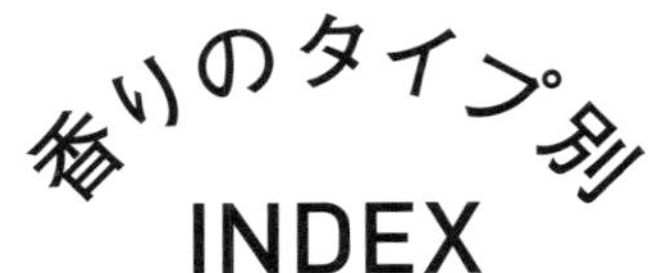

INDEX

香りの特性ごとに知りたいときは、このインデックスを利用してください。
香りのタイプについての解説は、p.52をご覧ください。

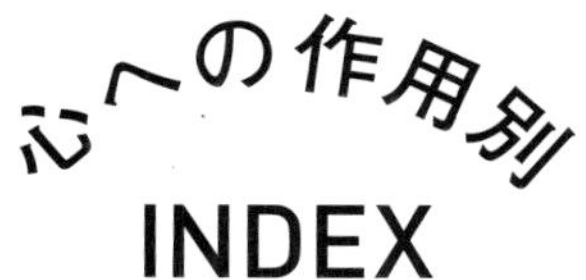

心への作用別 INDEX

アロマテラピーを行うときに、心への作用を知っておくと便利です。
目的別に使いたいときにこの INDEX で探してください。

INDEX

精油名や植物名を五十音順に掲載しました。
■は精油名、●は植物油名です。

は

ま

や

ら

佐々木薫　KAORU SASAKI

AEAJ認定アロマテラピー・プロフェッショナル。精油、ハーブの文化、歴史を探ることをライフワークとし、世界数十カ国を訪ね、レポートを続ける。各種カルチャースクール、社会人講座などの講師として活動。テレビ、マスコミを通じハーブ・アロマテラピーの魅力を普及する。生活の木 Herbal Life College主任講師。著書に『スーパーはちみつ マヌカハニー使いこなしBOOK』『佐々木薫のアロマテラピー紀行』『最新4訂版アロマテラピー図鑑』(すべて主婦の友社)など多数。(株)生活の木カルチャー事業部ゼネラルマネージャー。
公式インスタグラム
アカウント：treeoflife_ksasaki

Staff

撮影　カバー／松木潤（主婦の友社写真課）
ブックデザイン／釜内由紀江、石神奈津子（GRiD）
イラスト／内藤あや（植物画）、あらいのりこ
DTP協力／ＡＺ１
校正／田抗雅子
編集協力／関川香織　西川真紀（元本）
編集担当／森信千夏（主婦の友社）

協力

Tree of life
生活の木

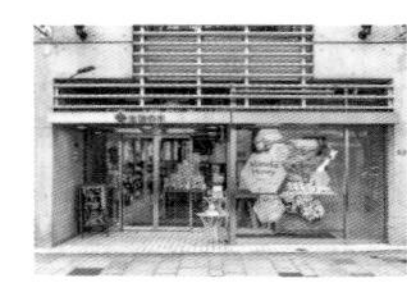

株式会社　生活の木

生活の木は世界中のパートナーファーム（提携農園）から、厳選したオーガニックハーブや精油、植物油などを調達。全国約110の直営店のほか、カルチャースクール、ハーブガーデンや、アーユルヴェーダサロンなどを展開し、ハーブ、アロマテラピー、スーパーフードなどを活用したウエルネス&ウエルビーイングなライフスタイルを提案する。
https://www.treeoflife.co.jp
公式インスタグラム
アカウント：treeoflife_official

実用No.1シリーズ

改訂版 きほんのアロマテラピー

令和3年2月20日　第1刷発行

著　者　佐々木薫
発行者　平野健一
発行所　株式会社主婦の友社
〒141-0021
東京都品川区上大崎3-1-1
目黒セントラルスクエア
☎03-5280-7537（編集）
☎03-5280-7551（販売）
印刷所　大日本印刷株式会社

ISBN978-4-07-446888-1

※本書は『きほんのアロマテラピー』（2016年刊）を改訂したものです。